新手妈妈的第一本幼儿健康养成手册

细心妈妈➕
胜过好医生

［美］克莱尔·刘◎著

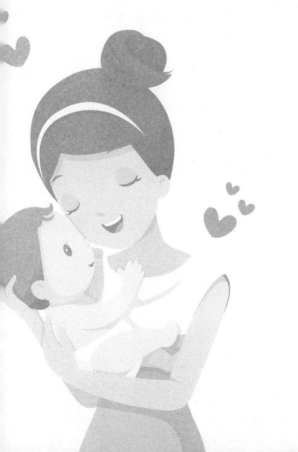

海南出版社
HAINAN PUBLISHING HOUSE

版权合同登记号：图字：30-2014-054 号
　图书在版编目（CIP）数据
　细心妈妈胜过好医生 /（美）克莱尔·刘著 . -- 海
口：海南出版社，2016.7
　　ISBN 978-7-5443-6592-5
　　Ⅰ . ①细… Ⅱ . ①克… Ⅲ . ①婴幼儿 - 保健 Ⅳ .
① R174
　　中国版本图书馆 CIP 数据核字 (2016) 第 113952 号

细心妈妈胜过好医生

作　　者：（美国）克莱尔·刘
监　　制：冉子健
策划编辑：李继勇　刘申禺
责任编辑：孙　芳
执行编辑：刘申禺
装帧设计：尚书堂
责任印制：杨　程
印刷装订：三河市祥达印刷包装有限公司
读者服务：蔡爱霞
海南出版社　出版发行
地址：海口市金盘开发区建设三横路 2 号
邮编：570216
电话：0898-66830929
E-mail：hnbook@263.net
经销：全国新华书店经销
出版日期：2016 年 7 月第 1 版　　2016 年 7 月第 1 次印刷
印　　数：5000 册
开　　本：880mm×1230mm　　1/32
印　　张：6.25
字　　数：100 千
书　　号：ISBN 978-7-5443-6592-5
定　　价：32.00 元

CONTENTS

目 录

作者序　多一分细心，妈妈就是孩子最好的预防医生

第1章　这样做，宝宝的肌肤和头发才更棒

第一次抱起宝宝时，很多妈妈都被宝宝这细嫩的皮肤所惊艳。小宝贝的皮肤像丝绸一般光滑，同时也是宝宝的第一层防御罩，皮肤、头发会因为接触感染而产生种种症状，需要细心妈妈的温柔呵护。新手妈妈们，快来了解如何让宝宝拥有健康的肌肤和头发吧。

第2章 牙齿的好坏影响孩子的一生

保护宝宝的牙齿越早开始越好。宝宝牙齿生长得好坏不仅关系到宝宝的咀嚼，还会影响到牙龈的健康、脸型的美观和语言的发展，所以就需要妈妈的加倍呵护。妈妈和宝宝要与医生配合起来，一起守护宝宝的牙齿健康。

第3章　耳聪目明的宝宝最聪明

　　眼睛是心灵的窗口，是宝宝与外界沟通的桥梁。宝宝耳聪目明是每个妈妈的心愿，那就要在宝宝视力与听力发展的重要阶段，做好宝宝眼睛与耳朵的保健哦。

第4章　小秘密，大问题——宝宝私处护理诀窍

宝宝的私处非常娇嫩脆弱，一定要及时清洁，免受感染。男宝宝和女宝宝私处不同，也需要不同照护的照护方法哦。妈妈们快来了解了宝宝的身体，给他们正确的清洁和保护吧。

第5章　太胖太瘦都不是萌宝宝

宝宝身体健康与否，在于发育是否正常，而不是靠外在体型判断。因为不同的宝宝成长速度本就不一样。但如果真的过胖或过瘦，可以在医生的指导下，培养良好的饮食和运动习惯。

第6章　如何让小老饕乖乖吃饭

宝宝正处于生长的关键阶段，如何让宝宝摄取到充足的营养，是每个妈妈都关心的事情。妈妈们一起来看一看，如何让小老饕乖乖吃饭，吃搭配合理、营养均衡的饭吧。

第7章　幼儿食物安全须知

宝宝代谢有害物质能力和免疫系统的发育都不像大人那么强大。妈妈们除了要关注宝宝日常摄取的营养以外，还要注意宝宝饮食的食品安全问题哦。

作者序

多一分细心，妈妈就是孩子最好的预防医生

感觉好像昨天，你才把刚出生的宝贝从医院带回家，手忙脚乱地为他洗澡，小心翼翼地捧着他那柔软的头，轻轻洗他的头发，还修剪那细小的指甲，每隔几个小时要喂一次奶，不停地为他拍嗝……

忽然间，这个全身柔软的小东西已不再是个襁褓里的小婴儿，他已经是个会跑、会跳、会捣蛋，把父母搞得精疲力竭的小恶魔了。看到他活泼好动的模样，你天真地以为接下来你会比较轻松，却发现意想不到的问题一个个接踵而来。

从宝宝出生到学步期间，相信所有的妈妈都已成为一名育儿专家，对宝宝的保健工作已很有心得。但是，随着孩子进入托儿所，社交生活日益频繁，也开始暴露于意外伤害与各种传染病的危险中，

妈妈的焦虑并不会减少。

本书对幼儿日常生活中常见的、却容易被父母疏忽的许多问题，包括幼儿的皮肤、视力、听力、口腔与牙齿，以及饮食和食品安全等，都有深入且详细的描述，指出每种问题的征兆与观察重点，并提出忠告与建议，帮助妈妈爸爸们掌握孩子的健康状况，及早发现潜在的问题。

儿科医生最大的成就感，相信一定是"看到孩子健康又活泼地成长"，但是最能掌握孩子生活中点点滴滴状况的人是妈妈，妈妈才是孩子的最佳预防医生。只要妈妈多一点细心，你的孩子就可以少看医生。

克莱尔·刘

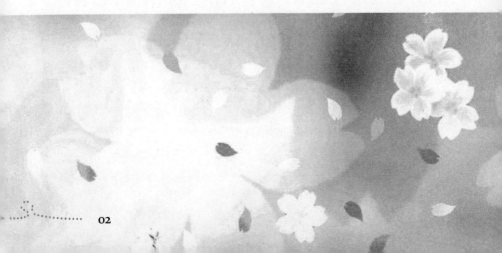

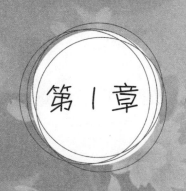

第 1 章

这样做，宝宝的肌肤和头发才更棒

　　第一次抱起宝宝时，很多妈妈都被宝宝这细嫩的皮肤所惊艳。小宝贝的皮肤像丝绸一般光滑，同时也是宝宝的第一层防御罩，皮肤、头发会因为接触感染而产生种种症状，需要细心妈妈的温柔呵护。新手妈妈们，快来了解如何让宝宝拥有健康的肌肤和头发吧。

一. 抵御五类常见幼儿肌肤疾病

当幼儿的皮肤异常干裂时，有时候并不单纯只是气候干燥所引起的，它也有可能是宝宝的皮肤出了问题。例如皮肤经常干燥到脱皮，因发痒而抓到破皮，甚至严重到化脓、流脓等。当你的宝宝出现这些皮肤问题时，就得请医生帮忙找出原因。但在带孩子去看医生之前，日常生活中妈妈们也要细心地观察孩子的皮肤状况，帮助孩子抵御肌肤疾病。

干爽舒适防痱子

了解它的表现

在幼儿皮肤泛红的部位会出现小小的、粉红色的痘子，这是一种大多数幼儿身上常见的皮肤问题。

细心观察症状

最常发生的部位是颈部、肩膀、背部，有时候也会出现在脸上，或者皮肤容易相互摩擦的部位。那些小小的、粉红色的痘子，通常会流脓然后干掉。

引发的原因

天气太热，或是穿太多衣服。

治疗方法

玉米粉和小苏打粉都具有镇定舒凉的效果，是缓和痱子状况的不错选择，既经济实惠又无副作用。你可以在宝宝的洗澡水中加入玉米粉；也可以在1杯水中加入1茶匙的小苏打粉，用棉花球擦拭到宝宝皮肤上。但要避免使用含有滑石粉的产品，避免宝宝因吸入滑石粉而造成呼吸困难。

预防方法

保持室内凉爽以免使宝宝太热；天热时，宝宝的穿着要保持清爽舒适，避免穿得过多、过热。

小心尿布疹光临

了解它的表现

包尿布的部位出现发红情况或长出一粒粒的疹子，令幼儿感到极不舒服。尿布疹尤其容易出现在服用抗生素的幼儿身上，因为幼儿服用抗生素时特别容易受霉菌或真菌感染。尿布疹共分5种类型：摩擦性皮肤炎、异位性皮肤炎、脂溢性皮肤炎、念珠菌皮肤炎、脓痂疹。

细心观察症状

其所呈现出来的症状，会随着感染源的不同而有差异。常见的症状是幼儿的屁股发红，并长出一粒粒的疹子，令宝宝感到不舒服，当宝宝的屁股与尿布摩擦时会引发疼痛。对于小男孩而言，尿布疹还可能引发他的阴茎疼痛。

引发的原因

尿布疹所引起的不适感，或皮肤摩擦受伤所造成的疼痛，都不是感染所导致，症状本身也不具有传染性。尿布疹是由散布在身体其他部位的微生物所引起的，当幼儿的皮肤长期处于温暖且潮湿的环境下，霉菌便会大量繁殖，尤其已经受伤的皮肤更是霉菌生长与繁殖的天堂。一旦幼儿的皮肤情况适合霉菌生长，且父母又没察觉或忽视了其症状时，霉菌就会从一个小孩传到另一个小孩的身上。

治疗方法

• **保持屁股干燥。**随时检查宝宝的尿布，一旦发现尿布湿了就立刻更换。在清洗完宝宝的屁股后，须立刻擦干，并洒一些玉米粉以保持屁股干燥（不要使用含有滑石粉的干爽粉）。若你无法在宝宝尿湿时立刻为他更换，则务必要涂抹足量的尿布疹软膏，以防宝宝的屁股长时间接触湿尿布，而加剧尿布疹的症状。

- **更换纸尿裤品牌。**虽然免洗纸尿裤比布尿裤更能有效避免尿布疹，但这并不表示所有的孩子都适合使用纸尿裤，有些孩子就是适合使用布尿布。而且使用纸尿裤的小孩会对不同的纸尿裤品牌出现不同的反应，有些孩子就是特别适应某种品牌的纸尿裤。如果你勤于替宝宝更换湿尿裤，也涂抹了尿布疹软膏，但宝宝尿布疹的情况依然没有改善，就应该更换成其他牌子的纸尿裤，直到找到适合他使用的纸尿裤为止。如果你使用的是布尿布，则可以试着在水中加醋或购买尿布冲洗剂来清洗尿布。

- **增加接触空气的机会。**在适合的温度下，先隔离屋内的"危险"区域，然后让宝宝光着屁股在屋内活动。此时不需要涂抹尿布疹软膏，因为空气比水分更难穿透软膏，反而无法维持小屁股的干燥。不过在让宝宝光着屁股活动的同时，也必须把宝宝的活动便盆放在随手可以拿得到的地方，以防万一。如果宝宝穿了尿布，也穿了防水尿裤，那就不必再帮他穿上外裤。

- **避免接触刺激物。**尿湿或便污的尿布换掉后，不要用普通的卫生纸擦拭，以防因摩擦而引起发红部位的疼痛。最好以温水清洗或用柔软的湿巾清洁后，再为他换上干净的尿布。尽量不要使用香皂清洗宝宝，或者每天至多使用一次"纯皂"来清洗。当尿布疹的症状已经蔓延到阴茎时，可以在洗澡水中加入含有燕麦胶的沐浴产品以舒缓症状。

预防方法

- 随时保持宝宝屁股的干爽（玉米粉是避免宝宝屁股潮湿的不错选择）。
- 尿布湿了要尽快更换，尤其大便后一定要立刻换。
- 不要让孩子吃具有刺激性的食物，以免刺激孩子的肠胃，造成宝宝拉肚子，增加排便次数。
- 不要用刺激性的香皂帮宝宝洗屁股或洗澡，清洗时切勿大力擦拭或搓洗，这些都会对他的皮肤造成伤害。
- 如果宝宝已经感染尿布疹，在为他换好尿布后，一定要将双手仔细洗干净，同时也要确定其他照顾宝宝的人都注意这些卫生问题。

TIPS

远离伤害宝宝皮肤的产品

●硼酸（含毒，而且置于有幼儿的家中也不安全）。

●爽身粉或含有滑石粉的产品。

●不管是医师的处方药还是成药，只要会引起宝宝皮肤过敏，都要停止使用。

如果尿布疹恶化，引起宝宝疼痛或感染到其他部位，或感染的部位长水泡、变硬、长疔疮，引起阴茎疼痛、长脓包持续4天以上不消，或出现不明原因的发烧，请带宝宝去看医生才能对症下药，同时要问医生药效需要多久开始发挥，一旦在该时间内情况没有改善或甚至恶化，就要再带宝宝去看医生。如果宝宝看起来已病得很严重，或水泡直径超过2厘米以上，立刻带他就医。

应对湿疹有妙招

了解它的表现

皮肤长疹子以致发痒。一旦开始发痒时，若抓痒或大力搓揉，会使湿疹的情况变得更严重。湿疹最常发生在10岁以下孩童的身上，但是大部分的发病时间都在1岁以前，而几乎所有患者都会在5岁前发病。

细心观察症状

湿疹的第一个症状就是会痒。而孩子会常常因为抓痒或摩擦，产生大片的脱皮、发红，甚至使床单沾染血迹。湿疹最常发生的部位是幼儿的脸颊、手腕，以及身体皱折及弯曲的部位。例如手肘、膝盖、屁股、腹股沟等，但也有可能出现在包尿布的部位。

长湿疹的部位皮肤会硬化。而当孩子本身的肤色就比较深时，皮肤硬化部位的颜色可能会变黑。严重的时候，疹子会流出脓液，脓液还常常伴随着葡萄球菌，导致二次感染。

疹子脓包的伤口看起来就像是青春痘或粉刺，并发时会充满液体、流脓结痂，然后变得更痒。绝大多数的幼儿长大后就不会再患了，但他们的皮肤却可能还是很敏感，而且日后很可能会引起气喘或鼻子过敏等疾病。

引发的原因

湿疹并不会传染，但是会二次感染。引起湿疹并导致孩子奇痒难忍的原因有许多，湿疹绝大部分的患者是遗传性过敏体质的儿童。干性皮肤是引发幼儿湿疹最主要的原因，其他原因还包括：接触到冷或热空气、摩擦、流汗、香皂、羊毛、尼龙衣物，以及食用蛋、牛奶、贝类、鸡肉、鱼、花生、麦类、大豆等食物。另外诸如灰尘、花粉、霉菌等也是引发湿疹的过敏源。

治疗方法

必须要接受医药照顾。医生通常会开含有类固醇的软膏来预防湿疹部位红肿发炎，并开一些抗组织胺的软膏来止痒。另外还会利用抗生素来治疗与预防二次感染。

有时候，食物过敏也会引起幼儿湿疹。如果你怀疑宝宝的湿疹是因食物而起，就要请医生做皮肤测试并限制宝宝的饮食。

预防方法

- 修剪幼儿的指甲以预防抓挠。
- 改用擦澡方式，或者每周洗澡次数不超过 3 次，每次不要超过 5 分钟，以防皮肤变得干燥。

- 使用纯皂，或是在洗澡水中加入缓和性的胶质燕麦沐浴用品。
- 不要让幼儿在含氯的游泳池或盐水中游泳。
- 遵照医嘱使用医师建议的润肤膏，但不要用植物油脂。
- 避免宝宝接触干燥、过热或过冷的空气。
- 尽量让幼儿穿棉质衣物，避开会造成幼儿皮肤发痒或刺激幼儿皮肤的羊毛或尼龙材质的衣服。
- 仔细清洁伤口，以防再次遭到细菌感染，并要求保姆或老师也要注意。
- 避免任何会引起湿疹的食物。

脓痂疹也不怕

了解它的表现

皮肤受细菌感染而长出水泡。最主要的感染对象是幼儿。

细心观察症状

引起脓痂疹的细菌有两种，一为葡萄球菌，一为链球菌。两种细菌感染所呈现的症状也不同。

葡萄球菌感染所引起的脓痂疹，患部会冒出大片的水泡，并且会留下棕黄色的硬皮；而遭到链球菌感染时，其发红的皮肤四周会长出许多无痛的水痘。

脓痂疹易发生在鼻子、嘴巴及耳朵周围等部位。水泡会流出黄色的脓液，然后形成黄黄的硬皮，并且快速往其他部位的皮肤扩散。

引发的原因

经由人与人之间接触所发生的接触性感染。在疹子完全消失或改善前的 48 小时内都会感染。

当皮肤因为抓伤、咬伤及其他刺激而留下伤口时，链球菌及葡萄球菌便会经由伤口侵入皮肤。严重的话，链球菌造成的脓包会散布到肾脏，葡萄球菌脓包会引起心内膜炎或骨髓炎。

治疗方法

一定要配合医生的治疗，不要自行治疗。当只有表皮伤口等轻微症状时，医生通常会开抗生素涂抹，并吩咐泡热水；但当出现较严重的伤口时，则会开口服抗生素。

预防方法

- 不要让你的宝宝接触到脓痂疹患者。
- 当宝宝的身上出现轻微的伤口时，要用温和的香皂与清水彻底清洁，然后涂抹抗生素软膏，不要让脓痂疹有机可乘。

钱癣是什么

了解它的表现

皮肤受到霉菌感染，而出现有如钱币大小的皮肤癣。钱癣最主要的感染对象不仅仅是幼儿，任何年龄层的人都可能被感染。

细心观察症状

各种霉菌都会引发钱癣。感染钱癣的部位会发痒、脱皮，并形成一片红色的圆形或卵形的圆圈，中间部位柔软。

引发的原因

直接接触到钱癣患者或动物，或他们所碰过的东西。

治疗方法

在检验并培养出患者的钱癣菌种后，医生通常会针对菌种开抗生素进行治疗。如果症状在两个星期内仍然没有改善的话，医生才会进一步开口服药剂。钱癣的治疗有一定的疗程，必须持续一段时间，即使症状比预期疗程更早消退，也不可以自行停药，否则恐怕无法根除。

预防方法

不要让宝宝接触钱癣患者或动物，以及他们碰过的东西。

二、向干燥肌肤说再见

要照顾新生婴儿的柔嫩肌肤并不容易，要保护已经脱离怀抱的幼儿的娇嫩肌肤更是困难。幼儿的肌肤之所以状况多，需要特别加以保护，是因为其滋润及保护皮肤的皮脂腺还没有开始分泌，必须等到青春期前荷尔蒙开始作用后，才会开始分泌皮脂，所以幼儿细嫩的肌肤特别容易干燥。

学会走路以后的幼儿比婴儿更容易受伤。主要原因在于，他们整天在室内与室外到处走动，难免会因碰撞而导致皮肤受伤；再者，能够自由行走的幼儿比较容易弄脏身体，泥沙会摩擦他们脆弱的皮肤，而清洗时所使用的清洁剂也一样会刺激柔嫩的皮肤。

保持肌肤滋润七诀窍

肌肤干燥是照顾幼儿皮肤的最大挑战。冬天，皮肤原本就容易干裂；而夏天，孩子则可能因强烈阳光的照射而使得皮肤缺乏水分。在这种情况下，除了适时帮幼儿擦乳液保护肌肤，避免干燥及寒风造成不适外，还有一些诀窍可以避免孩子水分流失，造成肌肤干燥。

减少洗澡次数

幼儿有着无人能及的强大活动力，他们总是把自己弄得全身脏兮兮的，以至于每晚父母都要花上不少时间为他搓洗，甚至一天要洗上好几次。但是每天洗澡或多次清洗却可能给幼儿皮肤带来负担，使其愈来愈干燥。如果宝宝的肌肤原本就比较干燥，就不宜过度的清洗，最好只做重点式的清洗或擦洗，然后每隔2~3天再帮他彻底洗澡即可。

水温不宜过高

为幼儿洗澡时，切记水温不要过高，只需用温水清洗，因为热水容易洗掉皮肤上的油脂，更容易使肌肤干燥。洗澡的时间越短越好，以免孩子因为泡水时间过久而导致肌肤失水。有些父母为了预防幼儿的肌肤干燥，会在洗澡水中添加沐浴油，但不得不注意，沐浴油中的某些成分可能会引发孩子过敏；再者，沐浴油也会使浴缸太滑而对孩子造成危险。

慎选幼儿香皂

用来清洗幼儿身体的香皂，最好选择含油脂量高且温和的香皂，绝对不要使用含有脱臭剂或香精的香皂。另外，杀菌香皂或药皂通常比较刺激，容易造成幼儿皮肤红肿及脱皮，而且除菌效果并没有比纯香皂好，也不适合拿来洗幼儿的身体。此外，使用香皂时还要避免"泡泡越多洗得越干净"的认知误区，除了特别脏的部位、臀部与阴部外，其他地方只需少量香皂即可。

抓住滋润皮肤的时机

帮孩子洗完澡后，不要用毛巾搓揉他的皮肤，只要按压吸干他皮肤上的水珠即可。同时要趁着皮肤仍然潮湿时，帮他抹一些乳液，维持皮肤的滋润。如果他的皮肤比较干燥的话，可以在他睡前再擦一次乳液。

幼儿使用的乳液必须同时含有水分与油分，才能真正达到保湿效果。选购幼儿乳液时，要避开含有化学添加物或香精的乳液，或者选择含量越低的越好。如果你不确定的话，也可以请儿科医生推荐。

不管你所使用的乳液有多么温和，若是孩子在使用后皮肤变得更干燥或出现红疹，就必须立刻停止使用，改用成分不同的乳液。因为皮肤敏感的宝宝，即使对极温和或天然的乳液也会出现过敏反应。

摄取足够的水分

水分摄取不足时，容易导致肌肤干燥、便秘等其他问题。因此，要确保你的宝宝有摄取到足够的水分。

暖气温度不可过高

一般而言，在冬季里，当户外的温度略降时，室内暖气的温度往往会随之稍微上升。此时，若是室内的暖气过强或温度过高，会使得肌肤变得太干燥，对幼儿更是如此。因此，在寒冷的天气里使用暖气时，最好设定在一定的温度，白天的暖气温度设定在18℃~20℃，夜晚则16℃~18℃。其实，与其把暖气的温度开得又高又强，不如白天时为宝宝穿上厚毛衣或保暖又方便活动的运动衣，晚上时则穿温暖的睡衣裤，以维持宝宝温暖舒适。

注意气候的变化

当夏季热浪来袭时，父母不仅要保护幼儿的皮肤免于干燥，更要预防热气与阳光的侵袭。虽然不是每个人都需要用到保湿产品，而且许多高度浓稠、高油性的护肤产品（如凡士林）会令人感到不舒服，甚至因为不透气而引起孩子的皮肤长疹子，但是对于皮肤特别干燥的孩子，仍然必须适度地使用它们。

此外，在高温下曝晒或穿着过多衣服，也都会增加皮肤的负担与压力。

TIPS

留意宝宝的皮肤变化

尽管皮肤占了幼儿器官的绝大部分，但它并未受到应有的重视。当宝宝受伤或遭到感染时，爸爸妈妈会迅速处理他们的眼、耳、鼻、口等器官的感染或疾病，但却往往没有细心呵护幼儿的肌肤状况。这也是为什么现在的儿科医生，会建议父母要定期带孩子去做皮肤测试，以便父母能够了解孩子的皮肤状况，一旦孩子的皮肤起变化时，就能够及时察觉。

平时，爸爸妈妈就该养成习惯，每1~2个月，就在洗澡时检查宝宝的皮肤，观察痣或胎记的任何变化，以及宝宝身上是否出现以前不曾见过的斑点或伤口。如果痣或胎记的面积变大、颜色改变，或者发痒、发脓、流血、变硬、脱皮，或摸起来变得比以前柔软时，都必须告诉医生。此外，当宝宝身上的任何疼痛持续超过2个星期仍未消失，或者出现不明的发红，或任何其他肌肤症状，也都要向医生报告。

预防脸颊皲裂有妙方

宝贝的脸颊红通通的，看起来实在太可爱了！别高兴得太早，这种可爱的画面大多数时候是拜皮肤干燥所赐。导致幼儿脸颊皲裂的因素，除了气候之外，还有每一天幼儿的脸颊上沾上的各式各样的东西，诸如西红柿酱、果酱、鼻涕、口水等。这些东西在污染脸颊的同时，也会引起皮肤发红与不舒服，尤其是在冬天，肌肤特别干燥的时候会更加严重。而父母为了除去黏在脸颊上的污渍，频繁地清洗孩子的脸颊，也容易擦伤幼嫩的脸颊。

如果你的宝宝从秋天开始，就有一张人见人爱的苹果脸，并且到了气候转热春暖花开时还是如此，你就需要特别提高警惕，并将他脸部的干裂减到最低。你可以参考以下预防幼儿脸颊皲裂的小妙方：

- 为宝宝清洗完毕后，要用柔软且吸水的布料轻轻吸干他脸上的水渍。
- 宝宝的口水流太多时，用柔软的布轻轻擦掉他脸上的口水。
- 脸部的皮肤比身体其他部位皮肤更脆弱，所以要避免用香皂清洗。

- 在吃完东西后，发现有任何东西沾黏在宝宝的脸颊上时，要立即用温水清洗宝宝脸上的食物残渣，并且马上把脸擦干。若等它干了才清洗，则难免会搓伤宝宝的皮肤。更何况，很多幼儿食物（诸如果汁、各式果酱、西红柿酱等）都会刺激并侵蚀幼嫩皮肤。如果你的宝贝已经出现脸颊皲裂的情况，最好暂时别让他碰这类酸性食物，直到裂伤痊愈为止。

- 随时携带温和的乳液或润肤霜。冬天带孩子出门前，先在他的脸颊、下巴及鼻子上抹上一点护肤乳液，并在需要时随时为他的皮肤补充乳液。特别是正在长牙而口水多的幼儿，或者是常流鼻涕的幼儿。

七招隔离阳光的伤害

随着臭氧层的日渐缩小，人类罹患皮肤癌的比率越来越高。科学家们研究发现：95%的皮肤癌与紫外线有关。可见我们再也不能像几十年前一样，毫无防护地在阳光下曝晒了。随着紫外线的问题日益严重，我们就必须要小心防范阳光中会导致皮肤晒黑、肌肤老化与皮肤癌的紫外线A（UVA），并对于会引起晒伤与皮肤癌的紫外线B

（UVB）提高警惕。尤其是幼儿，其皮肤幼嫩，更需要特别的照顾与保护。

证据显示，导致成年后罹患皮肤癌最主要的因素，并不是他们长年、长时间曝晒在阳光下，反而是儿童时期遭受过严重晒伤。而且，晒伤当下也会给幼儿带来危险。由于儿童的皮肤占体重的比例比成人高，因此一旦儿童被严重晒伤，很容易引起严重的水分及电解质失衡。虽然皮肤晒黑看起来似乎不会危害到身体，许多人甚至认为晒黑皮肤就可以使它更进一步免于阳光的伤害。事实上日晒是不可能完全安全的，而晒黑就是皮肤受伤的一个征兆。

在强烈阳光下，当你的孩子到户外活动时，务必为他们做好隔离阳光伤害的准备，并确保做到以下几项保护措施：

保护行动不分季节

一谈到晒伤，我们总是把它和夏天联想在一起，但是我们都忽略了，其实冬天的阳光也可能是一种威胁，尤其当地上有积雪时，积雪所反射出来的阳光，其强烈的程度并不小于夏天的阳光。虽然冬天的阳光所含的紫外线B较少，不会令人感觉到灼热，但紫外线A的含量却长年保持很高。即使是在太阳不露脸的阴天里，大多数的紫外线也可穿过薄薄的云层，因此一样要注意隔离阳光的伤害，尤其以海边为甚。

遮盖措施不可少

"套上衬衫，戴上帽子，就只剩下一点阳光"这是长期面对强烈阳光照射的澳洲人的防晒观念。如果你在阳光很强烈的时候不得不带孩子出门，洋伞、宽边的帽子、长袖衣服以及婴儿车的篷子，都是必备的隔绝阳光的工具。

防晒霜是必备也是最方便使用的保护品，抹防晒霜是最迅速、容易又有效的方法。

穿长袖衣服、鞋子与袜子，除了阻隔阳光外，也可预防地面过热而烫伤脚底。此外，要把没有包覆到、暴露在外的身体部位抹上防晒霜。

在衣服布料的选择上，越不透光的布料越能阻断阳光；易潮湿的布料比干燥的布料保护效果差；深色的衣料具有比浅色衣料更好的保护作用；织得较紧密的衣服保护效果也比较好，其中牛仔布料的保护功能最佳。

别在阳光强烈时外出

大家都知道，中午是一天当中阳光最强的时候。因此，即便你已为宝宝做了完备的防范措施了，仍应该避免在早上 10 点到下午 3 点或你的影子比你的实际身高短的时候外出，以防孩子接触到过强的阳光。

避免光害的游乐场所

当孩子在户外游戏时，尽量鼓励他在阴凉处游戏，或者为他选择有遮阳设备的游乐场。如果可能的话，可以在你自家的院子里设置一个全天或一天中有部分时间处于阴凉的游乐场。

避开反射的强光

带幼儿到沙滩上玩时，不要过度依赖遮阳伞，因为它无法保护你的孩子不受到沙子反射出来的强光的伤害。如果可以的话，最好选择沙滩用的帐篷，以作为幼儿游玩时的庇护所。

除了沙子会反射之外，水面、积雪与水泥也都会反射出强烈光线。另外，紫外线A还会穿透玻璃，因此你的汽车玻璃窗上最好贴上遮阳隔热纸。带孩子到室内游乐场游戏时，也要让他尽量远离玻璃窗或大玻璃墙。

使用防晒霜

当带孩子到户外时，不论帮他穿了什么样的衣服，也要涂抹防晒霜，而且要定时地涂抹，同时要确定照顾宝宝的保姆也养成这个习惯。但如果你的孩子白天会待在托儿所或幼儿园，那么你就不能指望老师帮你做这件事，你得在每天早上孩子出门前，亲自为他涂抹效果持久的防晒霜。

使用防晒霜的最佳时机，是在接触阳光前 30 分钟涂抹，好让皮肤有足够的时间吸收它。防晒霜的使用必须足量才能真正发挥保护的效用，并且所有暴露在阳光下的皮肤，包括脸部、颈部、背部和四肢等，都要仔细涂抹。同时，还要小心别让防晒霜沾到幼儿的眼睛，或者为幼儿选择不流泪配方的防晒产品。如果无法在出门前的 30 分钟涂抹防晒霜，也要在出门前就擦上，虽然皮肤无法立刻吸收，但总比毫无保护来得好。

风和水都会降低防晒霜的保护效力，因此当室外的风很大、宝宝大量流汗或泡在泳池里时，最好能够每隔 1~2 小时擦一次防晒霜。尤其是宝宝特别容易受伤的部位的皮肤（鼻子、脸颊及耳朵上面），更要仔细保护，除了在这些部位擦防晒霜之外，你也可以为他擦上淡淡的氧化锌或二氧化钛，这些物质是阳光隔绝物，紫外线无法穿透，对皮肤具有高度的保护效能。

另外，也不要忘了唇部的防晒。当幼儿在阳光下活动时，为他准备一支可食用的防晒护唇膏。这样不仅可以预防幼儿嘴唇晒伤，同时能够预防疱疹病毒所引起的疼痛，冬天时更能帮助宝宝的嘴唇抵挡干冷空气，保护嘴唇免于干裂。

通常，幼儿对于自己涂抹防晒霜的兴趣会比被涂抹来得大，但是这仍是大人的工作，对小孩而言只是游戏罢了，因为他没有办法均匀地涂抹防晒霜，也一定会沾得全身到处都是，甚至沾到嘴巴或眼睛。你可以让他试着只涂自己的手和脚，但涂抹后一定要立刻帮他把手洗干净。

幼儿选择防晒霜

该如何为你的幼儿选择防晒霜，才能真正保护到孩子细嫩的皮肤呢？防晒系数（SPF 值）会告诉你所需要知道的答案。防晒系数的倍数表示它保护皮肤避免晒伤的倍数。举例来说，当防晒系数为 10 时，表示它可以使你在达到 10 倍的日晒时间时才会晒伤。至于擦了防晒霜后多久时间会晒伤，则是因人而异。一般而言，一个皮肤健康的人也许在烈阳下 25 分钟会晒伤，在涂抹了防晒系数 15 以上的产品后，会晒伤的时间变成 25×15 分钟，也就是 6 小时 15 分钟后才会晒伤。

不过，这个适用于一般成人的防晒霜理论，并不见得适用于孩童身上，因为我们并不知道宝宝要晒多久才会晒伤，或当天的阳光有多强烈，所以还是避免让宝宝过久地接触阳光。即便已经涂抹了防晒霜，最好还是不要让孩子在阳光下直接曝晒超过 1 个小时。也不要理所当然地认为，可以等到孩子的脸颊被晒到变红以后才为他涂抹防晒霜，这时就已经太迟了。因为暴露在阳光下的皮肤，包括脸颊、背部、手臂、脚等地方，晒到变色转红的情况在阳光下看并不明显。通常皮肤会在日晒 6~24 小时后才会呈现红色，然而这个时候宝宝早已经晒伤了。

为幼儿选购防晒霜时，最好选择儿童专用的，它们的属性比较温和，能够同时阻隔紫外线 A 与 B。最适合幼儿的防晒系数为 15 以上，但如果孩子的肤色比较深，选择防晒系数 8 的产品就已足够。

防晒产品分别有霜状、油状及喷雾状。虽然喷雾状防晒霜比较方便且容易使用，但它不容易完全地喷在孩子的身上，也容易蒸发掉，而且会喷入孩子的眼睛或嘴巴；霜状与油状防晒比较不容易干掉，在皮肤上停留的时间也较持久。此外，还要避免为幼儿选择有香味的防晒霜，以免引来昆虫的干扰。

最后，即使你选择了最适合孩子使用的防晒产品，仍然要不时地观察孩子对它的反应，看看是否有出现过敏的情况。最好的检验方法是，先涂抹少量产品在孩子身上，或者先试着只涂抹在孩子的局部皮肤上，一段时间后确定没有问题时，才可以放心地继续使用。若是涂抹之后发现孩子的皮肤发红或起疹子，就立刻停止使用，并改试其他的防晒产品。

TIPS

易晒伤孩童的保护措施

虽然大多数的幼儿都应避免阳光伤害，但有些高危险群的儿童比其他人更易受到伤害，这些儿童不论在任何阳光下，都应该使用防晒系数20以上的防晒霜，并且不要在中午时段直接接触阳光。这些高危险群孩童包括：

- 家族成员中有皮肤癌病史的小孩。
- 脸上及身上痣很多的小孩。
- 除了晒黑，还很容易晒伤的小孩。
- 满脸雀斑的小孩。

三、幼儿头发与头皮问题早解决

就像幼儿的皮肤一样，头发也会因为接触感染而产生种种症状。他们的头发有可能因为感染而大量脱落，或成为寄生虫的寄生与繁殖场所，例如成为头虱或家中狗猫身上的寄生虫的寄生与繁殖场所。

当宝宝经常出现不明原因的抓头皮或抓痒（可能寄生虫掉到或爬到身上）时，就要仔细检查孩子的头发与头皮。当头皮受到细菌感染时，就要请医生帮忙找出原因。但在你带孩子去看医生之前，你平时也可以仔细地观察宝宝是否有下列的症状，帮助宝宝预防与解决头发与头皮问题。

头虱感染的根除

了解它的表现

与患者接触而遭到感染。头虱会寄生在头发中，并产卵繁殖。头虱寄生的对象并无选择性，不管头发长短、发量多或少、干净或肮脏，任何一种性质的头发它都能寄生，所以不是只有幼儿才长头虱。幼儿之所以在托儿所或幼儿园容易感染头虱，是因为他们在这些地方比较容易接触到虱子。

细心观察症状

宝宝经常会抓头发；或他的耳朵、额头、脖子或发际出现抓痕；或者他的发根附近可以看到虱子或虫卵。

引发的原因

头虱寄生在头皮上，以吸取血液维持生命，并透过血液所提供的养分，使它得以在头发上产卵、繁殖。

治疗方法

- 不要随便到药房去购买除虱剂，那些药剂可能会对头皮造成伤害，或者会长期残留在头皮上，或透过毛囊入侵到皮下组织。

- 使用除虱剂时一定要询问医师的意见，并且详细阅读、遵守包装上的指示。如果对产品有任何疑问，就打电话给制造厂商问清楚。

- 为宝宝消除头虱时，要用脸盆为他洗头发，而不要采用淋浴的方式，也不要在浴缸里，以免除虱剂沾到身体上。

- 用完杀虱药后，要去除头发上的虱子及每一个附着在发根上的细小虫卵及空蛹。你可以使用特殊的细密齿梳的梳子来清除虫卵及蛹。

预防方法

- 预防头虱到处散布以及避免再次感染的最好方法，就是不要和别人共享发梳、毛巾、帽子、耳机、枕头、寝具、衣服。

- 使用至少55℃以上热水，来清洗患者的玩具、毛巾、衣服及寝具，或者以高温烘烤20分钟以上，以求彻底摧毁虫卵。

- 无法用高温处理的衣物，则可以采用干洗的方式，或者放在真空袋中2个星期以上，直到虱子的存活期（28小时）与繁殖周期过后，再拿出来使用。

- 梳子要用消毒水或漂白水清洗杀菌，或用除虱剂清洗。

- 床垫、地毯、汽车座椅等，需要彻底使用吸尘器除尘。

- 最后，还要询问医师，家中未受到感染的人是否也要接受治疗。但不论如何，在宝宝的头虱治疗干净后，仍要检查家人的头上是否有虱子或虫卵的踪影。另外，由于头虱极易传染，因此，当宝宝被感染头虱时，必须暂停送他去上托儿所或幼儿园，直到痊愈为止。

头皮癣的治疗与预防

了解它的表现

头皮癣是头皮遭到霉菌感染所导致的，形状有如钱币大小，又称头皮钱癣或钱癣。头皮癣的感染对象不分年龄，但以 2~10 岁的孩童较容易被感染。

细心观察症状

宝宝的头发愈来愈稀疏，同时头皮上出现小面积的秃头，并伴随着脱皮及发痒等现象。对霉菌过敏的孩子，还会出现毛囊发炎，甚至化脓、破裂，且一触即痛。有时候，严重的发炎还会引发孩子发烧及扁桃体肿大。由于头皮癣与某些头皮症状相似，不容易分辨，因此必须请医师诊断。

引发的原因

通常都是经由人身接触、发梳、理发等方式传染。感染的部位在发根的位置。

治疗方法

必须请医生检查并开药。医生通常会开抗霉菌药物以及含硫化硒的洗发精。

预防方法

- 预防头皮癣散布与再次感染的方法，就是避免与患者接触，也不要和别人共享发梳、毛巾、帽子、枕头、寝具。

- 梳子要用消毒水或漂白水清洗杀菌。
- 带孩子去理发时，请理发师彻底消毒工具，或使用新的理发工具。
- 在宝宝的头皮癣治疗痊愈之前，必须暂停送他去上托儿所或幼儿园。

四、让宝宝拥有浓密黑亮好头发

不论幼儿的发量多或少，每个宝宝的头发都需要好好照顾。但是，绝大部分的幼儿都讨厌或害怕有人碰触他头顶上的毛发，尤其讨厌洗头，甚至连父母亲也会觉得这是一件棘手的事情。不过，有些不错的方法倒是能够减轻父母的压力，不必再为了照护宝宝的头发与头皮而感到头痛。以下几点建议，相信能对你有很大的帮助。掌握住这些重点，你和你的宝宝都可以不必再为"三千丝"而烦恼了。

三招选对宝宝的护发产品与工具

产品与工具须有温和特性

为宝宝选择洗发精与梳理头发的工具时，必须要记得选择具有"温和"特性的产品与工具。

避免选用弯曲的梳子

最理想、最适合幼儿的梳子，应该具备面平、圆头梳齿、柔软、梳齿间距宽大等"温和"特性。尤其当宝宝的发量浓密且容易纠结时，宽齿梳对他尤其重要。齿梳过密的梳子容易拉扯宝宝的头发，引起疼痛与不舒服；而过于尖锐的梳齿，则容易扎痛宝宝的头皮。购买宝宝的梳子时，可以先在你的手臂内侧的皮肤上梳划过，以测试它的尖锐度与柔软度。

选择宝宝的洗发精时，也要记住"温和"的特性。许多专为幼儿设计的温和、不流泪配方的洗发精，都是很理想的选择。如果宝宝的头发有需要用到护发素的话，可以考虑选择洗护二合一的洗发精，不但适合扭动不安的幼儿，也可以为你省下不少时间。

不要共享头发用品

虽然"分享"是很值得鼓励的行为，但是并非所有东西都适合分享，例如毛巾、牙刷等私人的卫生用品就不适合，护发用品也一样。家中的每个成员都应该有各自专属的发梳，以避免感染头虱及其他头皮毛病。此外，梳子也要定期用洗发精及温水清洗。

四招轻松照护好头发

温柔的梳发技巧

梳头的动作可以刺激毛囊，帮助头皮分泌油脂，对头发干燥的幼儿特别有用。但要等到宝宝的头发擦干时再梳，潮湿的头发不容易梳开，会因为拉扯而引起宝宝的不舒服。

帮宝宝梳头时要使用宽齿梳或有塑料圆头的发刷，细齿梳可能会扯断头发。先梳开发尾打结的部分，然后再一小束一小束地由发尾往上梳。梳发尾时可抓住发根以减少拉扯。为了减少宝宝头发纠结难解的问题，你可以在洗发时为他抹些护发素或抹些护发精油以减少打结。

为宝宝绑马尾或辫子时，不要用力拉扯头发，也不要使用一般的橡皮筋，要用缎带、包布料的松紧带，或绑头发专用、表面光滑的橡皮筋，以防宝宝的头发因拉扯或因橡皮筋的缠卷而断裂、掉落。

预防头发打结有技巧

宝宝留短发既容易照顾又可避免打结的困扰。但如果还是想让宝宝留长发的话，那么预防头发打结的方法，就是绑马尾或绑条辫子。只要不让头发披散就不容易打结，也不容易粘黏到食物或其他容易沾到宝宝头发上的东西，这些粘黏物在干掉之后，常常会让头发梳不开。

如果你决定要为她绑辫子或马尾，切记不要用力拉扯，因为这有可能会导致宝宝暂时性的秃头。此外，也可以考虑在她睡前帮她绑辫子，这样隔天早上会比较容易梳理。

必要时才洗发

就像身体其他部位的皮脂腺一样，头皮上的皮脂腺也要到青春期才会完全发挥作用。因此，除非有必要，否则不需要每天为宝宝洗头发，2~3 天洗 1 次就可以。若是宝宝的头发或头皮特别干燥，每星期洗 2 次即可。

夏季的头发较易油腻，应该增加洗头次数。要注意的是，头发上的泡沫一定要冲洗干净，否则皂类残留物容易吸黏污垢。

去除头发上的口香糖

幼儿还不会因为咀嚼口香糖而粘黏到头发，但他们会去捡哥哥姐姐或其他比较年长的孩童丢掉的口香糖。当宝宝的头发粘黏到口香糖时，你可以用大量的花生酱搓揉口香糖及其周围，然后用宽齿梳轻轻地梳掉口香糖；也可以用冰块将口香糖冰冻成硬块失去黏性后，再轻轻拔下，然后再把头发清洗干净。

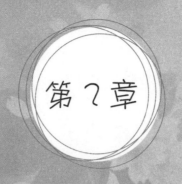

第 2 章

牙齿的好坏影响孩子的一生

　　保护宝宝的牙齿越早开始越好。宝宝牙齿生长得好坏不仅关系到宝宝的咀嚼，还会影响到牙龈的健康、脸型的美观和语言的发展，所以就需要妈妈的加倍呵护。妈妈和宝宝要与医生配合起来，一起守护宝宝的牙齿健康。

一. 及早照顾宝宝的牙齿

依照正常的发展过程，绝大多数的幼儿开始长出第一颗牙齿的时间，大约在他们9个月大的时候；到了3岁的时候，就会长满20颗乳牙，这些乳牙将承担幼儿未来5~10年内的饮食责任。约在幼儿10岁以后，这些乳牙将逐渐被恒牙所取代，直到13~14岁时，恒牙将替代所有的乳牙。不论是乳牙或恒牙，当每颗牙齿从牙龈里冒出头来的那一刻起，它就有蛀坏的危险，因此想要照顾、保护好宝宝的牙齿，越早开始越好。

何时开始带宝宝做口腔检查

幼儿牙齿的保健需要孩子、父母及牙医三方的配合。但是，何时该带孩子上牙科接受专业的照顾，至今却仍没有一个清楚的时间表。

某些幼儿照护相关机构建议，初期应该由儿科医生为幼儿做定期的口腔检查，等到宝宝3岁以后，再开始带他上牙科诊所给专业医生检查。但也有机构认为，宝宝在满1 岁前就该开始看牙医，以便能够早期发现牙齿腐坏的现象，若检查没有问题的话，可以等到孩子 2 岁半时再做下一次检查即可。

何时该开始带宝宝上牙科诊所，接受专业的口腔与牙齿照护？这得视他的牙齿状况、小儿科医师的意见，再加上你自己的判断而定。当发现宝宝的牙齿长得不整齐、疏落、咀嚼不顺、咬合不正、牙齿有斑点或颜色不均匀时，就需要立刻带去请牙医检定。越早发现牙齿的问题，可以越早预防牙齿因腐坏或疏落而掉牙。此外，及时的治疗与矫正，也可以免除孩子因咬合不正，而影响语言发展。

选择对牙医很重要

为宝宝选择牙医时也要谨慎。要让孩子不会产生"看牙恐惧症"，最重要的可能是牙医。选了不适当的牙医，可能会让你的孩子一辈子害怕看牙齿。牙医看牙时的态度，以及他所塑造、酝酿的看牙环境与气氛，会决定孩子上牙科诊所的意愿。

帮宝宝找一位专攻儿童牙科的医生，他需具备耐心及幽默感，诊所里的工作人员也都必须态度很和善，同时在家具与装潢上都以幼儿为第一考虑的牙科诊所。一般而言，专业的儿童牙医都有受过额外的训练，比较清楚幼儿的口腔及牙齿保健上的需求，也比一般牙医更能处理孩子看牙时的恐惧、疑问，并懂得如何安抚他在治疗椅上的骚动不安。

另外，还要注意牙医使用器具时的卫生问题及安全性。要确定牙医在看过每个病人后，都会立刻将所使用过的器具进行彻底地消毒及高温杀菌。当你第一次带宝宝上牙科诊所时，一定要问清楚他们的器具卫生维护方式以及杀菌过程，以防宝宝被不干净器具上的细菌感染。

可能的话，在预约时就先和医生充分沟通，让他知道你最在意的是什么。你可以向他解释，你希望宝宝第一次上牙科诊所的重点只是让彼此认识，参观牙科诊所，与医生及诊所工作人员建立友好关系，以及简单的检查，等到下次再进行真正的看诊。同时也询问医生，在看诊时是否希望你在诊疗室内陪孩子。

当宝宝开始常态性的牙齿检查后，就要每6个月接受一次专业洗牙，以预防牙龈及牙齿表面长出斑点。通常，牙医在为孩子洗完牙后，都还会涂上一层氟化物以强化牙齿的珐琅质。当孩子长出第一颗臼齿时，也可以请牙医在咬合面涂上保护蜡，预防进食时食物残渣掉落并滋生细菌。

三个好习惯保护宝宝的牙齿

想要宝宝一生拥有健康的牙齿，越早培养他养成口腔保健的习惯越好。除了定期带他看牙医外，你还要训练他养成每天早晚刷牙的习惯。如果可以的话，最好饭后也养成刷牙或漱口的习惯。在选购宝宝的牙膏、牙刷与牙线时，要注意以下几个重点。

选购牙刷

为宝宝选择儿童专用的牙刷。这类牙刷是专为儿童设计的，刷头小、刷毛软且圆，对于还无法拿捏力道的幼儿而言，不容易伤害到他们的牙龈。有些儿童专用牙刷甚至设计了特殊握柄，可以帮助宝宝刷到牙齿该刷的部位。除了考虑牙刷的功能性外，不妨也考虑选择有卡通图案的牙刷，更能引起宝宝想要刷牙的意愿。

当宝宝刷完牙后，要仔细把牙刷冲洗干净，然后放在牙刷架上风干，不要让它躺在洗脸台上，那样容易繁殖细菌。

千万不可以和别人共享牙刷，即使是家人也一样。当牙刷已磨损或者使用时间超过 1 个月，就要换新的牙刷。同样的，在宝宝生病痊愈后，也要帮他更换新牙刷，以免藏在刷毛内的细菌引发宝宝的二次感染。

帮宝宝刷牙的技巧

动作轻柔地前后刷宝宝牙齿的咬合面，然后再以绕圈圈的方式轻刷牙齿侧面，牙龈的部分则用纱布或毛巾擦拭。

在宝宝学会漱口并把漱口水吐出之前，不要使用牙膏帮孩子刷牙，以防孩子吞食。或者，你可考虑使用婴幼儿专用的牙膏帮宝宝清洁牙齿及牙龈，这类牙膏不会磨损牙齿表面、不起泡、不含氟化物，而且通常是可吞食的。

漱口是刷牙过程中极重要的一环，它不但可以清除嘴巴里的牙膏，同时也可以除去可能残留在齿缝间的食物残渣。因此，当宝宝有能力漱口时，就要立刻教他刷牙后及饭后漱口。此外，家中的每个成员除了要有自己的牙刷外，也要有自己的漱口杯，并且要定期清洗杯子。

在孩子 7 岁以前，刷牙的工作仍需由你来做，即使他已经能够自己完成部分的动作，但你还是得完整地帮他把牙齿刷干净。当他对刷牙表现出兴趣，并和你抢牙刷想要自己刷时，要鼓励他，并请牙科医生教他适当的刷牙技巧。

使用牙线

在牙齿的保健工作上，牙线的重要性并不亚于牙刷，只是幼儿应该何时开始使用牙线，长期以来一直存在着不同的看法。不过大部分的牙医会建议，等到孩子自己会使用牙线时再开始使用。因此，在孩子能自己使用牙线清理牙齿之前，这项责任仍然落在父母的肩上。

但是，这又让父母们倍感困扰。因为大人的手很难在幼儿的小嘴巴里活动，而且宝宝也不见得能够安静地让你清洁牙齿。遇到这种情况时，你可以先清洁上排牙齿，第二天再清洁下排。清洁的顺序要由后面的臼齿往门牙的方向，因为臼齿比门牙重要。

氟化物：预防龋齿和蛀牙

临床研究证实，氟化物可以预防龋齿或蛀牙。因此牙医界建议，若你居住地区的饮用水里不含氟化物或含氟量不足，最好让你的宝宝服用氟化物补给品。同样的，如果你居住的地区的饮用水里含有氟化物，但幼儿的喝水量不足，仍然要适度地给予补充氟化物。

从宝宝长出第一颗乳牙开始，一直到所有的恒牙都长齐，氟化物一直都很重要。但是孩子需要多少氟量，则必须根据他的年龄、饮用水里的含氟量以及他每天的饮水量而定。如果你的宝宝总是抗拒喝水，或者你们饮用水来源是井水或瓶装水，要让医生知道，这样医生才能适度地调整宝宝所需要的氟化物量。

当宝宝摄取的氟化物量不足时，也可以采用"外用"的方式来加强牙齿的保护。这时，牙医会直接在牙齿上涂抹氟化物来对抗蛀牙。虽然外涂的效果没有内服的来得好，但仍然可以达到强化珐琅质、对抗牙垢，甚至可阻止蛀牙继续恶化的效果。

要特别提醒的是，氟化物虽然具有强化珐琅质的功能，但对于还未长出来的牙齿毫无作用，所以不要过早给宝宝服用相关的补给品。另外，也不要在没有医生的处方下，随便到药房里购买含氟化物漱口水给幼儿使用，他们可能会吞下而导致危险。

牙齿保健，从饮食入手

不论你多么努力帮宝宝清洁牙齿，一旦口腔内的细菌遇到糖分与食物残渣，并和唾液混合时，就会产生酸性物质，这些酸性物质会侵蚀牙齿的珐琅质，并形成缺洞，也就是所谓的"蛀牙"。

含糖量高的食物会引起蛀牙，这是众所周知的常识。不过最新的研究也显示，高碳水化合物的食物，例如面包、麦片，则会在口腔中分解成糖分，同样也是牙齿的一大杀手。尤其是饼干及糕点类的黏性食物，同时含有糖分及碳水化合物，对牙齿的伤害最为严重。不过，奶酪倒是具有抑制蛀牙并强化牙齿珐琅质的功能。

造成蛀牙最主要的原因，并不是吃了多少高糖、高碳水化合物的食物，而是这些食物在齿缝间停留的时间有多久。例如，让宝宝整个早上慢慢地吃掉 3 片厚白吐司，会比他在早餐时间内吃掉同分量的吐司加牛奶更容易蛀牙。容易引起蛀牙的高糖、高碳水化合物的食物，如果可以搭配其他食物一起吃的话，比较不会对牙齿造成伤害，尤其是和奶酪一起吃，效果更佳。其他诸如花生、无糖口香糖，也可以防止食物对牙齿的伤害，但必须要等到你的宝宝能够吞咽花生，或不会吞下口香糖时，才能给他吃。

除了高糖、高碳水化合物的食物会引起蛀牙外，酸性食物也会伤害牙齿的珐琅质，例如橘子、柳橙、西红柿等酸性水果。若要避免这些酸性食物在宝宝齿缝间残留，可以把水果打成汁并用吸管给宝宝喝。若他不喜欢果汁而偏爱果肉，那么在吃完这些东西后，就要他漱口。

二. 告别幼儿口腔及牙齿问题

龋齿预防胜治疗

了解它的表现

牙齿遭受细菌侵蚀而腐坏，尤以幼儿为甚。不过，有些人似乎天生就特别容易罹患龋齿，有些人则不会。但是，若母亲在怀孕期间使用氟化物，同时幼儿在长牙时期有摄取足量氟化物，这类孩童比较不容易产生龋齿。

细心观察症状

龋齿刚开始发生时，牙齿上面出现白色、黑色或棕色的小斑点，此时还不会有疼痛的感觉；当腐蚀到牙本质时，患者会对冷热反应敏感；而当腐蚀到牙髓时，就会引起疼痛。

引发的原因

在每个人口腔中天然存在的细菌里，最主要的是嗜酸性杆菌，当它消化幼儿所摄取的糖分与残留在齿缝间的食物残渣后，会将它们分解成酸性物质，这种酸性物质会侵蚀牙齿，造成牙齿腐坏。

传染方式

龋齿并不具有感染或传染性。

治疗方法

一旦孩子的牙齿出现黑色或棕色斑点时，你就必须尽早请牙医加以清除并修补蛀洞。牙齿的蛀洞若没有及时修补，就容易让蛀蚀牙齿的细菌严重感染口腔，并造成牙齿掉落的危险。当牙齿因蛀牙而掉落时，必须请医生制作牙套填补掉牙的缺口，直到恒牙长出来为止。其实，修补蛀牙只是补救性的治疗，预防才是最好的治疗。

预防方法

- 吃完东西后立刻刷牙或漱口，并使用牙线清洁齿缝。

- 饮食要均衡，少吃高糖及高碳水化合物的食物。

- 使用含氟牙膏刷牙，请牙医为宝宝的牙齿涂氟，或于饮用水中添加氟。

- 定期接受口腔检查，可早发现早治疗，效果最好。

咬合不正需矫正

了解它的表现

牙齿及下颚位置不规则、不对称，除了导致幼儿的咀嚼功能不佳外，还会影响牙龈的健康、美观与语言发展，同时增加清洁牙齿时的困扰。

任何小孩都可能出现咬合不正的症状，尤其以先天性遗传、长期吸吮奶嘴或太早掉牙的孩童为甚。

细心观察症状

牙齿扭曲、长错方向或长错地方，导致上下排牙齿无法正常地咬合；或是下颚骨狭小，牙弓装不下全部牙齿，而出现牙齿排列混乱的情况。

引发的原因

造成咬合不正的原因大致可分为 3 大类。

- **遗传影响**。遗传可决定牙齿与上下颚骨的大小比例是否不对称。例如，较大的牙齿配上较小的颚骨，就会产生齿列拥挤、排列凌乱的结果；若是较小牙齿配上较大颚骨，则牙齿间就会产生明显的缝隙。

另外，遗传也会影响上下颚骨形状的是否对称，进而造成咬合不正。例如，当下颚骨较大、上颚骨较小时，会使得前牙或后牙错咬；而天生缺牙或多生牙，也一样会造成咬合不正的症状。

- **环境影响**。口腔内的软组织（包括颊黏膜、上下唇、牙龈、牙周韧带等）会和牙齿保持平衡状态，但是长期地吸吮大拇指、舌头习惯性地去推或舔门牙，以及习惯性地用嘴巴呼吸等，都会破坏口腔内的平衡状态，造成牙弓形态改变以及牙齿角度、位置的变化，最后产生咬合不正、开咬、龅牙等症状。

- **特殊原因所致**。胚胎发育期间受到药物刺激或放射线的干扰，都有可能会造成颚骨、牙胚发育缺陷，导致牙齿排列拥挤。此外，乳臼齿牙过早脱落使得继生恒牙往前移位、牙齿外伤造成牙位改变或与齿槽骨间粘连、面部肌肉疾病或先天的不良造成骨骼发育歪斜等特殊因素，都有可能影响未来齿列排列，造成咬合不正。

治疗方法

严重咬合不正时需要立刻治疗，治疗的方式通常是装上牙齿矫正器，预防咬合的情况继续恶化并影响到新长出来的牙齿，同时也可避免咬合不正阻碍到孩子的语言发展。若宝宝的咬合不正情况并不严重，则可以等到恒牙长全时才接受治疗。

预防方法

首先，家长必须改变"乳牙迟早都会更换，所以不需要治疗"的观念。乳牙除了具有咀嚼功能外，它们还提供了恒牙长出来时所需要的空间，因此当乳牙遭到蛀蚀或拔除时，都会影响日后恒牙的生长，而造成齿列咬合不正的现象。

在孩子 7~8 岁开始进入换牙期时，父母应该要多做观察，看看牙齿长出的空间是否拥挤，或者家族原本就有遗传咬合不正的问题，都该及早就医，进行预防性矫正，可使牙齿长出的齿列较为整齐。

当然，平日就应注重小朋友的口腔清洁，尽量维持乳牙健康直到脱落。

科学治疗唇疱疹

了解它的表现

唇疱疹又称为发热性疱疹，会在嘴唇、唇红黏膜与皮肤交界处产生一堆水泡，甚至感染眼睛及中枢神经。任何人都可能感染唇疱疹，但幼儿被感染的概率最高。

细心观察症状

唇疱疹的病期大约为 7~12 天，大部分的人在孩童时期可能就已经感染。初次感染的幼童，通常会出现龈口炎，即在口腔与牙龈处长了疱疹囊，会感到酸疼，数日后表皮破裂、溃烂，并经常伴随着发烧，有时还会并发喉咙痛、扁桃体肿大、口臭、流脓、食欲不振等症状。不过，有些罹患唇疱疹的小孩，并不会出现明显的症状。

唇疱疹感染的症状一旦消除后，病毒就会暂时潜伏，等到患者的身体或情绪遭受压力、抵抗力下降时再出现。当再次发作时，嘴唇的四周会形成伤口，出现发痒与刺痛等症状，并渐渐变成疼痛的脓包，最后会干硬结痂，而痂会在3个星期内掉落。

疱疹也可能会扩散到眼睛及中枢神经系统，引起眼睛与脑部的疼痛。感染到眼睛时，会造成结膜炎及角膜炎，眼睛会畏光，严重的话，会造成部分视力障碍甚至失明。感染到中枢神经时，会引起患者的免疫功能下降，严重的话，还会并发脑炎、脑膜炎。

引发的原因

滤过性病毒所引起。唇疱疹是无法根治的，一旦染上，当身体遇到压力时，例如抵抗力下降、感冒、发烧、长牙、疲倦、情绪紧张或嘴唇长期曝晒在阳光下，都可能再度复发。另外，刺激性食物也容易诱使潜伏的病毒再出来作怪。

传染方式

借由人与人的接触而感染。途径包括接触患者的口腔分泌物、食具、毛巾或亲子间咀嚼喂食等相互传染；接触眼睛的分泌物而感染；密切接触皮肤黏膜而相互传染，或接触伤口而感染；或经由生产而感染。

唇疱疹的潜伏期有多久目前并不清楚，但根据统计，约在 2~12 天。不过，即使潜伏期已过，在患者口部已有明显伤口的情况下，病毒仍然会继续散播。因此，在伤口痊愈后仍要避免二次感染。

治疗方法

- 感染初期可使用口服及外用的抗生素来抑制病毒的复制。
- 这段时间要食用柔软食物，避免摄取富含精胺酸（酸性）的食物。
- 在疼痛的部位冰敷以减轻疼痛与发炎。
- 保持患部干爽。
- 更换牙刷并使用小条牙膏，以免病毒残留。
- 避免伤口晒到太阳。

预防方法

- 维持正常的生活作息。
- 注重个人卫生。
- 在阳光下使用防晒护唇膏。
- 适量的休息与避免压力。
- 母亲或照顾者不可将咀嚼过的食物给孩子吃。

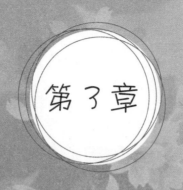

第3章

耳聪目明的宝宝最聪明

　　眼睛是心灵的窗口，是宝宝与外界沟通的桥梁。宝宝耳聪目明是每个妈妈的心愿，那就要在宝宝视力与听力发展的重要阶段，做好宝宝眼睛与耳朵的保健哦。

一、守护宝宝的一双明眸

眼睛是人与外界沟通的重要桥梁，更是重要的学习器官。根据研究，3 岁以前是人类视力发育最重要的阶段，3~5 岁是视力发育的成熟期。在幼儿视力发育的阶段，保护孩子的眼睛健康尤其重要，正确地照护幼儿的眼睛，才能免于日后受视力障碍之苦、留下永久性的缺陷。

做好眼睛与视力保健的最佳时机是幼儿时期。妈妈们绝对不能忽略以下几项重要的照护要点：

定期进行眼睛检查

让宝宝接受定期的眼睛检查，可以及早发现眼睛或视力的问题，并及早接受矫正或治疗。通常，在宝宝出生 6 个月后就要开始接受定期的眼睛检查，并且在日后的定期健康检查时复检。

如果宝宝属于眼睛疾病的高危险群，例如出生时体重过轻、先天性青光眼、家族中有人罹患视网膜剥离或其他与眼睛相关的疾病，都应该及早做检查，并定期复检。

通常，在出生 6 个月后做第一次眼睛检查，若没有发现任何问题，则可以等到 3 岁至 3 岁半时，再做一次眼睛及视力检查。然后，下一次的检查可以安排在入学前，约五岁至五岁半的时候。

人类视力发展要到 10 岁时才会达到 1.0 的正常视力。一般而言，2 岁左右的幼儿，他们视力约为 0.3；而接下来的几年会持续进步到 0.5。

阳光下的眼睛的保护

眼睛长期在阳光下曝晒，会增加日后罹患白内障的危险。因此，如果你必须在中午强烈的阳光下带孩子出门，请帮他做好遮阳的准备，为他购买太阳眼镜或宽边帽子，并让他养成戴它们的习惯。

选购太阳眼镜时，必须以镜片能够阻挡紫外线为原则，而且需同时能阻隔 99% 的紫外线 A 与紫外线 B。一副好的太阳眼镜应该可以过滤 78%~85% 的光线。一般而言，太阳眼镜的标准功能分类为：中度至深色镜片为一般用途，可供任何户外活动使用；特别光亮的镜片为特殊用途，适用于会反光的环境中，如沙滩或雪地；浅色镜片则为装饰用途，主要是搭配服饰、造型，适合在城市里使用。

选购太阳眼镜除了要考虑是否能够阻挡紫外线与过滤光线外，还要仔细检查镜片的弯曲度。你可以使用这个方法来测试镜片弯曲度：把眼镜拿到约一只手臂长度的地方，透过镜片观看远处的一条直线，然后将眼镜慢慢地靠近那条直线，在靠近的过程中，如果发现直线开始扭曲、弯曲、左右摆动或看似在移动，就表示镜片品质不佳。

另外，两边镜片颜色的深浅度应该一致。镜架要稳固且不粗糙，戴在脸上时要有舒服与固定的感觉。塑料镜片最耐用，比较适合幼儿。灰色的镜片最不会扭曲颜色。切勿为宝宝选择颜色过深的镜片，它会干扰孩子辨识眼前事物的能力。如果可以的话，最好选购专为儿童设计的头戴式固定眼镜，以避免游玩过程中掉落。

护目镜保护眼睛免受伤

保护幼儿眼睛免于受伤的首要原则是：在任何幼儿的眼睛可能会受伤的时刻或环境，帮他戴上护目镜。最好的护目镜材质是碳纤化合物镜片与运动用的强化镜框。而对于常在游泳池里游泳的幼儿而言，一个材质佳且防漏的蛙镜是很好的选择。

大部分的人都知道昏暗光线会伤害幼儿的视力，虽然事实上，在昏暗的灯光下游戏或阅读并不会真的伤害视力，而是会造成孩子暂时性的眼睛压力和头痛。但当幼儿在阅读或游戏时，你还是必须为他提供适当的光线。

导致幼儿眼睛意外受伤的主要场所，通常是家里、托儿所与游乐场。因此，家中尖锐的东西，例如筷子、铅笔、原子笔、尖锐棍棒、有尖角的玩具等，都要收放在幼儿不容易拿到的地方，除非在大人密切地注意下才可以让孩子接触。另外，要特别小心家具的尖角，尤其是与幼儿眼睛齐高的桌子或柜子上的夹角。家中的除草机或任何机械仪器，也都应放在孩子日常活动范围以外的地方。

二、眼睛受伤的预防与急救

由于幼儿的肌肉尚未发展成熟，还无法协调地控制四肢的活动，意外伤害在所难免。但若伤到的是脆弱的眼睛及附近部位，就有可能导致终生的遗憾，因此要特别重视眼部的安全与受伤时的急救技巧。以下几种类型是眼部常见的意外伤害以及初步急救方法：

外伤性伤害预防与处理

尖锐物刺伤

眼球被尖锐物刺伤。

预防方法：家中的尖锐物品，例如笔、筷子、叉子、牙签、图钉、剪刀、有尖角的玩具等，都必须小心收藏。选购玩具及家中用品时，应该以幼儿的安全为首要考虑，并教导孩子物品的危险性、正确使用玩具的技巧。

钝物撞伤

因步伐不稳，眼部撞到钝物而受伤。

预防方法：选购家具与电器时，尖角处最好有防护措施。尤其与幼儿眼部齐高的家具或摆饰，除了要将突出角隐藏起来外，还要加上软垫。

弹射性伤害

被弹射物喷射到眼部。

预防方法：幼儿在玩可发射性的玩具时，例如橡皮筋、球、鞭炮、枪、水枪、飞镖等，大人务必要在一旁监督；另外，要注意幼儿活动的地方，是否有潜在的弹起物或掉落物，例如碎石子、木屑、铁钉等。

动物抓伤、咬伤

与宠物或动物玩耍时被抓伤或咬伤。

预防方法：幼儿与宠物或动物玩耍时，大人要在旁监督。

外伤性伤害的急救方法

- 眼部外伤，尤其是眼球裂伤时，不要碰压或揉搓眼球，应该要让幼儿仰卧，并用纱布轻轻盖在眼部，然后迅速送眼科医师检查。

- 尽量安抚幼儿的恐慌情绪，以防因激动哭闹而刺激眼球。

- 考虑可能需要进行全身麻醉开刀，所以要预先禁食，以争取治疗时效。

化学物质灼伤怎么办

宝宝意外被家中的化学物质灼伤眼睛。

预防方法：家中所使用的化学物质，例如洗碗精、洗衣粉、各种清洁液、酒精、漂白水、指甲去光水、过氧化氢、碘酒等，要妥善保管在幼儿拿不到的地方。

化学物质灼伤的急救方法

- 立即用大量的生理食盐水、冷开水或自来水冲洗眼睛。

- 冲洗眼睛至少持续 15 分钟。

- 尽可能让宝宝张开眼睛，并不停地转动眼球。

- 冲洗后，用干净的布覆盖，再送医诊治。

防止异物侵入

眼睛遭到异物侵入而受伤。例如睫毛、沙子、小蚊子、小飞虫等。

异物侵入的急救方法

- 绝不可用手搓揉眼睛，以防异物刮伤眼角膜。

- 让宝宝闭上眼睛，使异物随着泪液自然流出。

- 用生理食盐水或冷开水将异物冲出。
- 以上方法均无效时，用干净的布覆盖眼睛，送医治疗。

护眼"四要政策"

要提供安全的居家环境

- 避免购买弹射性或有尖角的玩具，例如玩具枪、水枪、飞镖等。
- 小心收藏家中的尖锐用品，例如剪刀、牙签、叉子、筷子等，并教导孩子正确的使用技巧。
- 与幼儿眼部齐高的家具或摆饰，应隐藏其突出点，或加上软垫。
- 浴室、厨房、洗衣间所使用的清洁剂与化学物品，要放在孩子拿不到的地方。
- 喷雾性发胶、香水要放在孩子拿不到的地方，也不要在幼儿身上使用。
- 幼儿与宠物或动物玩耍时，大人要在旁监督。
- 留意幼儿活动的地方是否有潜在的弹起物或掉落物。

要降低电视对眼睛的伤害

- 晚上看电视时，要打开室内灯。

- 幼儿每天看电视的时间不可超过 1 个小时。

- 不要躺着看电视。

- 看电视时，保持与电视屏幕对角线 6 倍的距离。

- 电视屏幕的高度比两眼平视时略低 15°。

- 每看电视 30 分钟，就要让眼睛休息 10 分钟。

- 电视画面要稳定、清晰且色调柔和。

要培养适当的阅读习惯

- 阅读时，光源要充足，并避免直接刺激眼睛。

- 阅读时，坐姿要端正，不可以趴在桌上看书或绘图。

- 选购纸质不会反光、字体大小适宜、印刷清晰的读物。

- 计算机屏幕应加装护目镜，以防反射光及辐射的伤害。

- 每次使用计算机的时间不要超过 30 分钟。

要养成良好的生活习惯。

- 作息规律、睡眠充足。

- 摄取均衡的营养。

- 多眺望远处，放松眼部肌肉。

- 走向大自然，多亲近青山绿野。

- 不要太早认字、写字，以免伤害眼睛。

三、你的宝宝视力正常吗?

当幼儿的视力出现问题时,由于他们年纪太小,不懂得表达也不会抱怨,以致大人不太容易察觉出孩子的视力有问题,而延误了矫正孩子视力的黄金时机。

正因为幼儿无法自己表达,所以你平日除了保护孩子的眼睛健康外,还要随时仔细观察种种可能出现的视力问题的征兆,并在必要时带他去看专业的眼科医生,请医生做详细地检查。

何时该去看眼科医生

幼儿没有能力让父母知道他们的视力有问题,即使有能力表达,他们也无法分辨视力的正常与异常。因此你必须随时注意孩子是否出现下列征兆,只要符合其中任何一项征兆,就表示孩子的视力可能出了问题,也就是该带孩子去给眼科医师做进一步检查的时候了。

• 经常因为看不清前方的东西而撞到、跌倒;或者无法注视或辨认走到眼前的人。

- 当手指或物品在宝宝的眼前左右晃动时，他的眼睛不会追随手指或物品。

- 不论阳光是否强烈，在阳光下经常眯起眼睛。

- 经常揉眼睛，但不是因为想睡觉、眼睛发痒、异物侵入或疼痛。

- 眼睛畏光，常常在一打开昏暗房间的灯后，会不舒服地眯起眼睛。

- 容易流眼泪，但与情绪性的哭闹无关。

- 眼睛肿胀、发红或眼屎多。

- 有一只眼睛会经常或偶尔向内转或向外转。

- 看东西时，眼球会不由自主地快速且韵律性的跳动，或眼球突出。

- 看电视时，座位离电视太近，或者会歪头、眯眼、揉眼、皱眉头。

- 看远方的物体时，身体僵硬或呈一个角度。

- 头常偏向一边，似乎是为了要看得更清楚一点。

- 单眼或双眼不停地眨眼，露出明显不舒服的神情。

- 看书时，会把书本拿得很近或很远，或歪斜着头看书。

- 看书时会常常看错行。

- 不喜欢做必须使用眼力的事情。

- 眼睛斜视、两眼视线方向不同或左右眼球移动不协调。

- 两眼瞳孔大小不一致或瞳孔呈白色或黄色反光。

- 在做一些视力专注的事情后，变得浮躁不安、易怒，甚至抱怨头痛、晕眩、恶心。

四、幼儿常见的视力问题及治疗方法

为什么宝宝喜欢眨眼睛

了解它的表现

眼睛不断地睁开又闭上，这类毛病会出现在任何幼儿身上。

细心观察症状

除了不停地眨眼睛外，有时候也会揉眼睛。

引发的原因

有许多原因会引发幼儿不停眨眼睛，睡眠不足便是最常见的诱因。不过，有些幼儿不停眨眼睛纯粹只是因为好玩，他们觉得把眼睛迅速闭上又睁开，会让眼前的影像变得很有趣；有些则是模仿同伴行为；有些孩子是因为压力过大所引发的；有的则是因为看不清楚眼前事物。另外，患有轻微癫痫的幼儿也会频频眨眼睛，不过这种情况极为罕见，并不在我们所要讨论的范围内。

治疗方法

如果单纯只是因为好玩、模仿同伴而不断眨眼睛，这种行为通常会在数个月内渐渐消失。如果是压力引起的眨眼睛行为，只要缓解他的压力便可终止这个行为。但是，如果眨眼睛是与眼睛疾病或视力不良有关，就必须请眼科医生检查并治疗。

弱视征兆易忽视

了解它的表现

弱视的主要形态是，一只眼的视力比另一只眼好，视力较差的那一只眼反应会比较迟钝。正常而言，脑部应该接收两只眼睛所传来的混合讯号，但它最后却关闭了视力较差那一只眼睛所传来的讯号，只使用视力较正常那一只眼睛的讯号。于是反应迟钝的那只眼睛在长久不被使用的情况下，便渐渐失去了视觉敏锐度。

根据统计显示，平均每 100 个孩童中就有 4 个患有弱视，一般都发生在 6 岁前，其中部分孩童的眼疾是遗传而来。有弱视问题的孩童，有一只眼睛会受到永久伤害。

细心观察症状

由于弱视的症状与征兆并不明显，有时候父母无法发觉孩子视力异常，通常都是通过眼科医生的检查才发现，因此例行检查绝对必要。

引发的原因

引发弱视的原因很多，包括先天性、中毒性、营养缺乏、精神性及机能性等因素，而其中又以机能性的比例最高。机能性弱视的是眼球问题所导致的，最常见的有斜视、眼睑下垂症、焦距不同、两眼视力落差或白内障等疾病，使得视力无法正常发展。

治疗方法

治疗弱视的黄金时期是在 3~6 岁，10 岁以后便无法治疗，而且弱视那只眼睛的视力可能进一步受损甚至完全退化。视力的治疗因病而异，治疗的方式包括以下几种：

- 手术治疗。白内障与眼睑下垂可用手术方式来矫正视力，让视力可以再进一步发育。

- 佩戴眼镜。屈光异常者（近视、散光、远视）佩戴眼镜，可以看得清楚。

- 遮眼治疗。遮盖视力正常的那只眼睛，强迫患者使用弱视的那只眼睛。

近视的预防与治疗

了解它的表现

看不清楚距离比较远的人或物品。如果父母一方有重度近视，幼儿罹患近视的概率会比较高。

细心观察症状

最明显的症状是眯眼睛。阅读时，把书本拿得很近；看电视时，坐得很靠近电视；看距离比较远的物品或人时，经常无法清楚辨识。

引发的原因

眼球拉长不再呈圆球形，看远方的物体时，物体的影像落在眼球后面视网膜的前方，导致影像变得模糊不清。有时候，物体影像扭曲的现象也与角膜及水晶体有关。此外，遗传也是造成近视的因素之一。

治疗方法

佩戴眼镜或隐形眼镜可以矫正视力。但幼儿的眼睛成长快速，因此需要每 6 个月就做一次检查，调整眼镜度数。

除了佩戴眼镜外，也可以考虑用激光手术的方式重建角膜的曲度以矫正近视。目前，临床实验证实激光手术在治疗幼儿近视上，具有长期安全性与良好疗效。

远视有哪些症状

了解它的表现

无法看清近处的物体。一般人认为视力 1.5 以上就是远视，这并不是完全正确的观念，因为发育过程中，4~5 岁以前的孩童由于眼睛尚未完全发育，70% 的幼儿有某种程度的远视，但大多数人的视力最后都会正常。

通常，远视患者的家族中也有远视病史。

细心观察症状

看近物时，要退后一段距离才能看得较清楚；逃避做需要集中视力的事情，例如看书、组装玩具、拼图、串珠子；经常揉眼睛；斜视。

长期患罹远视的幼儿，若没有得到适当的矫正，他的脑部便会一直接收"模糊影像"，进而使得视觉中枢发育不全，造成弱视；而高度远视的孩童，为了看清楚物体必须用力调节眼球，使眼球向内靠拢，于是形成内斜视（斗鸡眼）。

引发的原因

除了先天性眼球过短外，角膜与晶状体表面过平也是造成远视的原因。通常因眼球（角膜与晶状体表面过平）

扁平，导致视网膜的距离变短，使得患者在看近物时，物体的影像会落在视网膜的前方造成影像模糊。

治疗方法

目前除了戴眼镜矫正外，没有其他的治疗方式。但是只有当症状严重到会干扰孩子的游戏及其他活动，或者引发不舒服或轻微头痛时，才需要佩戴眼镜矫正。轻度患者如没有眼睛疲劳的现象，则不需戴眼镜。

散光是什么

了解它的表现

视线模糊或影像呈波状，无法细微地看清景物，物体看起来就像是哈哈镜里的影像。一般而言，散光通常都会伴随着近视或远视。患者不论是看远或看近都感觉吃力，严重的话，还会出现重影。

细心观察症状

眯眼睛、把书或物品拿得很靠近脸、坐得很靠近电视、头痛、眼睛有压力。

引发的原因

常见的散光大多是屈光不正所引起的，与角膜的弧度有关。即当角膜在某一角度的弧度较弯，而在其他角度较扁平时，光线不能准确地聚焦在视网膜上，导致视线模糊。

治疗方法

散光不会独立存在，通常会伴随着近视与远视，不过大多数人的散光度数既不会加深也不会减轻，近视则会加深。目前主要的治疗方法，是以佩戴眼镜或隐形眼镜来矫正散光，但眼镜的效果较佳。

斜视的治疗方法

了解它的表现

两眼视轴不正，无法使两眼协调，于是出现眼球偏内、偏外或上、下不正的情形，看物体时会出现复视情形。斜视不仅影响个人的外表美观，若不及时治疗，还常会造成无法弥补的视觉功能异常与弱视。

视力正常与视力不良的孩童都可能会有斜视的症状，但远视的孩童罹患的概率较高。斜视经常出现在 3 岁以前的幼童身上，当他们试着看近处的物体时，眼睛就会出现斜视的现象。

细心观察症状

出生几个月的婴儿可能会有假性斜视的现象，但约 6 个月后，他们的双眼就能上下左右移动，并集中视力。但约有 4% 的幼儿会持续缺乏协调能力，眼球会向内集中（斗鸡眼）、向外分散或上下飘移，左右瞳孔的位置会经常或偶尔不一致。

有斜视困扰的宝宝经常出现的行为包括：常常遮盖或揉擦视力较弱的那只眼睛、把头偏斜一边以协调视线、拒绝玩那些需要判断距离的游戏（如接东西）。

引发的原因

每只眼睛都有 6 条外眼肌，眼球的运动就是由这 6 条肌肉所操纵，当双眼的 12 眼肌中的任何一条眼肌发生异常或变得衰弱无力时，眼球的运动就会受到障碍而产生斜视。此外，当眼部发生病变时，例如外伤、出血、肿瘤等，也会导致单眼或双眼的视力下降，而发生斜视的情形。

治疗方法

如果是先天性内斜视与上下斜视，大多需要通过手术的方式，调整外眼肌的强度与附着点的位置，使眼球位置趋于正常。

如果是突发性斜视，其矫正方式包括：戴上适当的远视眼镜或双光镜就可以矫正；在较好的那只眼睛点药水，使其视力模糊；戴上眼罩（每天一小段时间），强迫使用较弱的眼睛。

当宝宝需要戴眼镜时

当被医生告知宝宝必须戴眼镜时，几乎所有的父母都无法接受"孩子不健康"的打击。但如果你能够以正面的态度看待这件事，也就不会觉得它全然对孩子有害。冷静想想，孩子的眼睛真的有问题，而眼镜可以帮助他看得更清楚，过更正常的生活，甚至可以避免孩子出现诸如发育迟滞、自卑等后遗症。

戴眼镜并不是什么异于常人的事。在现今幼儿戴眼镜的比例不断升高的情况下，学龄前戴眼镜的孩子已经随处可见。再者，父母的态度会影响宝宝是否选择戴眼镜的意愿。当父母无法正面看待这件事时，会让孩子觉得戴眼镜是件羞耻的事，并因此而抗拒戴上它。

选择合适的眼镜

为宝宝选购眼镜前，一定要先征询儿童眼科专家的意见。通常，医生可以提供给你完整的建议，包括眼镜样式、质量及实用性等方面。

一般而言，相较于特制防磨损的安全玻璃镜片，塑料镜片或碳纤化合物制成的镜片会比较适合幼儿佩戴。因为玻璃镜片比较容易破裂，也比较重，容易从鼻梁滑落，不适合好动的幼儿使用；而塑料镜片或碳纤镜片质地坚硬，材质较轻又耐磨，可以降低孩子眼睛受到意外伤害的风险。虽然塑料镜片很容易磨损，但只要加上防磨护层的镜片即可解决这个问题。

选择眼镜时，还要考虑到如何固定在孩子脸上的问题。毕竟你不能要求一个年幼又好动的孩子，在戴上眼镜后就不再跑、跳、翻滚。因此，在购买眼镜时，可以用松紧带取代镜架，让宝宝可以自在地侧躺或翻滚，完全不会感到不舒服，也不用担心它会掉落。另外，市面上也有一种以软质钢丝材质制作的镜架，它可以绕过宝宝的耳后而不会压迫到头部，对幼儿而言既实用又方便。

佩戴眼镜时，还要注意眼镜是否会往下滑。由于幼儿的鼻梁比较宽和平，在选择眼镜时要特别注意眼镜是否适合孩子的鼻梁。

教孩子适应并照顾眼镜

大部分的幼儿都需要一段时间适应与眼镜的关系，有的甚至会抗拒接受这样的新事物与新关系，但是若你能悉心地教导，就可以帮助宝宝早点和他的新眼镜建立起良好的"友谊"。总之，不论你选择哪种镜片，从孩子戴眼镜的第一天起，就要协助他适应眼镜，并教导他如何照顾眼镜，如此才能维持眼镜的寿命。

• 从购买眼镜的那一刻起，就以正面态度看待"戴眼镜"这件事。不要在孩子面前态度正面，私下却偷偷地对别人诉苦"我的小孩很可怜，这么小就要开始戴眼镜"。你的孩子迟早会感受到你的矛盾心态，也会觉得戴眼镜是件不幸的事，自己是个不幸的人。

• 让孩子明白戴眼镜的好处，不但可以看得更清楚，可以和同伴玩得更愉快，可以轻松地看故事书，而且再也不会有眼睛不舒服或头痛的情形。

• 在孩子开始戴眼镜前，先说服他的兄弟姐妹和玩伴，如此孩子可以得到比较多的支持，也不会遭到恶意的批评。

• 让孩子拥有选择眼镜的权利。不过，在让孩子做选择之前，你最好先独自到眼镜店去挑选样式、镜片及价位，并询问所有的问题，然后选出几款合适的眼镜后，再带孩子来从你事先挑选好的眼镜中选择。

- 让他知道他不是唯一一个戴眼镜的人，让他看到生活中有戴眼镜的人，例如爷爷奶奶、爸爸妈妈或电视上他喜欢的人物。知道自己并不是唯一需要眼镜的人，可以使孩子觉得舒服些。

- 眼镜配好后，一定要带孩子一起去取眼镜并试戴，如此才能确定是否合适，并且可以请配镜师或验光师指导用法。

- 当孩子戴上眼镜后，先带他走一段路，称赞他戴起来很好看，然后将话题转离与眼镜有关的事物，并立刻带他去参加别的活动，可以去游乐场、公园、动物园玩耍，让他暂时忘掉眼镜的事情。

- 在孩子适应眼镜期间，你必须要耐心地坚持下去。如果他把眼镜拿下来，可以让他休息一下，过一会儿后再让他戴上，但不要休息太久，要让他明白，不管他多么不喜欢，都要戴。

- 教孩子照顾眼镜。告诉他如何用双手拿下眼镜、不要碰到镜片，用完眼镜时要将它收到眼镜盒中，以及该如何清洗眼镜。

防止视力受损的"三不政策"

不要过度使用眼睛

幼儿最常使用眼睛的活动，包括阅读、看电视、使用计算机。家长不妨比照学校上课的时间长度，以每次活动的时间不超过 40 分钟为标准。不论宝宝是看书、看电视或使用计算机，每 40 分钟就必须让眼睛休息 10~20 分钟，而且休息时间要起身活动一下筋骨。如果可以的话，在休息时间最好让他尽量看远处的绿色景物，使眼睛的肌肉可以彻底放松，让眼睛得到真正的休息。

不要近距离使用眼睛

阅读书籍时，要保持 35 厘米的距离；看电视时，要保持与电视对角线 6~8 倍的距离；使用计算机时，要与计算机屏幕保持 50~60 厘米的距离。

不要错误使用眼睛

阅读书籍时，要保持正确的姿势，避免趴着或躺着看书；书籍的字体必须大小适中、印刷清楚。同时，要为孩子选择一张适合他的高度的书桌，以免造成不良姿势。

不论是看书、看电视或使用计算机，光线都必须充足，除了打开书桌灯外，也要打开室内的灯，以防眼睛长期处于光线不足或明暗变化过于频繁的环境。

电视放置的高度要比孩子的视线再低一点点。另外，禁止孩子在摇晃的车厢内看书阅读。

五、保护幼儿脆弱的耳朵与听力

幼儿的耳朵需要非常小心地呵护与照顾，因为它关系到孩子的听力是否能够一辈子都正常。虽然影响孩子听力的原因有很多，但是听力良好与否绝对与早年的耳朵照顾有很大的关系。

护耳六大注意

正确清洁耳朵

- 清洗耳朵方法：把婴儿沐浴乳倒在手中搓出泡沫，然后用手指轻轻揉宝宝的耳后和耳郭，最后再用扭干的纱布擦拭干净。耳朵入口处，可用沾湿的软布或棉花棒来清洁，但不要随便伸进耳道中去。

- 清除耳垢方法：耳垢会自行脱落并掉出来，无须刻意清除。如果耳中的分泌过多，使孩子感到不舒服或者听力下降时，要请医生帮忙清除，千万不要自己动手，以免伤害到宝宝。

别随便掏耳朵

- 看到孩子耳朵内长了耳屎，别执意要将它们掏挖干净，因为这种盲目在孩子的耳道内掏挖的行为，会让病菌随着掏挖而进入中耳腔内，引起中耳腔感染、耳道长期流脓，甚至造成耳膜穿孔，最后影响孩子的听力，甚至导致耳聋。

- 不要用手指、棉花棒或细长的东西掏挖孩子的耳朵，因为你可能会把耳屎推得更深，甚至刺穿耳膜。

- 发现宝宝的耳屎大量堆积，无法自行脱落掉出耳外时，要请医生检查并清除，绝对不要试着自行清除。

耳道进水的预防与处理

- 帮宝宝洗头时，要让他的脸部朝上，用一只手托住他的头颈部位，并用拇指和中指分别压住他的左右耳郭，以防水流进耳道。

- 宝宝游泳、玩水时要加强耳朵的保护，一旦有水入耳，让他在出泳池后侧头轻跳，使耳中多余的水流出来，以免诱发耳内感染，损害听力。如果宝宝常游泳的话，要为他准备游泳专用的耳塞。

异物入侵耳朵的处理

- 食物入侵耳朵。诸如豌豆、玉米粒等小颗粒的食物一旦被塞入耳朵，很容易刺破耳膜，或者引起永久性的损伤。因此，当异物入侵耳朵时，先试着让孩子将头部倾斜，让异物因重力自行掉出来。如果不行，就要找医生处理。

* 如果塞进耳朵的是蜡笔，可能会引起暂时性的听力减退，或者导致轻度感染。此时别自己动手，应立即寻求医生协助。

* 如果是小昆虫飞进或者爬进了耳朵里，可采用两种方式来清除耳中的虫害。一种是滴油法：滴入几滴食用油或婴儿油到遭小虫侵入的耳朵，让小虫随着油流出来。另一种是照明法：带宝宝带到暗处，用手电筒照射小虫侵入的耳朵，利用昆虫的趋光性，诱使小虫飞出。

慎用会伤害耳朵的药物

* 如果宝宝是过敏体质，用药时要特别谨慎小心，因为有些药物会伤害耳朵的听觉神经。例如炼霉素、卡那霉素、庆大霉素等抗生素药物。

* 如果孩子必须使用上述药物时，在注射过后，父母要仔细观察孩子的听力与耳鸣等状况，一旦发生异常，必须马上告知医生并停药治疗。

* 让宝宝远离二手烟。二手烟会增加耳朵感染的危险。

及时治疗耳疾

· 当宝宝出现慢性化脓性中耳炎或反复发作的中耳炎时，必须积极就医治疗，以免因延误而造成听力的损伤。

· 耳朵若已受损，必要时可以接受医生的建议，进行耳膜修补手术。

· 当你怀疑宝宝的耳朵受到感染时，就应立刻就医检查，如此才可适时保护宝宝的听力。

让宝宝远离噪音

耳朵是很奇妙又精致的器官，它只能承受一定程度的噪音。过大的噪音会令耳朵感到不舒服，甚至引起耳鸣、内耳疼痛、暂时失聪或听力减退。音量过大会伤害听力，但长期处于噪音中，对听力的伤害更大。

让宝宝长期接触过量的噪音，绝对会损害他的听力。一旦听力受损，他的语言学习与沟通能力将会终生受到影响。此外，噪音还会干扰宝宝的睡眠，使他无法得到充分的睡眠与休息，进而阻碍了他正常的成长发育。因此，保持宝宝周遭环境无噪音是有必要的。妈妈要注意下面几点宝宝耳朵保健原则：

- 避免连续 8 小时暴露于 80 分贝以上的噪音环境中。

- 避免每天暴露于 100 分贝的噪音环境中超过 2 个小时以上。

- 避免暴露在 120 分贝的噪音中超过 15 分钟。

- 购买家电用品或电动工具时，选择噪音较低的。

- 控制家中电视、音响的音量，最好不要大过正常的说话音量。

- 注意宝宝使用耳机的情况。如果你听得到他耳机里的声音，就表示音量太大了。

- 不要购买诸如玩具手枪等音量过大的玩具给孩子玩。

- 不要让任何人在宝宝的耳边吼叫，也禁止宝宝在别人耳边吼叫。

- 鞭炮的爆炸声会导致听力下降，因此当发现有人燃放鞭炮时，要叫孩子用手捂住耳朵或站远一些。

- 如果你居住在高噪音区域，应考虑加装隔音气密窗、隔音棉或隔音墙；当宝宝在室外玩耍时，可以让他戴隔音耳罩，但必须能听得到说话声音，尤其必须听得到汽车喇叭声。

- 到任何过于嘈杂的地方去时，例如烟火晚会、电动游乐场等，为孩子准备泡棉耳塞或隔音耳罩。如果你自已也使用，比较能说服孩子模仿你。

如何判断孩子听力异常

当发现宝宝似乎没有完整听到你说的话时，别急着立刻带他去看医生，有时候这是幼儿一种选择性的听觉。真正听力有障碍的孩子，是有征兆与症状可循的。仔细观察你的宝宝，如果他的听力反应符合以下征兆中的一两项时，最好带他去看医生。即使只是轻微的怀疑，也要带他去找专业医生做听力测验。轻微的听力障碍可经由治疗而大大改善。

- 经常或偶尔无法听到别人在说什么。
- 不太能听到从后面传来的声音。
- 不会去注意或寻找声音的来处。
- 明显地无法遵从指示（适合其年纪的指示）。
- 相较于同年龄幼童，宝宝听与说的词汇都很有限。
- 对音乐没有反应，不会随着节奏拍手、哼唱、摆动身体，或不会指认你经常播放给他听的歌曲。
- 无法分辨你的语气中的喜、怒、哀、乐。
- 对生活中的声音没有反应，例如电话铃声、门铃声、时钟的嘀嗒声、动物叫声、风声等。

- 经常侧着耳朵，只用固定的一只耳朵听你说话。

- 要把电视的音量开到很大才能听得清楚。

- 抱怨耳朵疼痛或耳鸣。

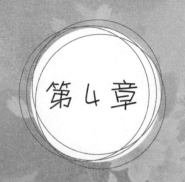

第4章

小秘密，大问题——宝宝私处护理诀窍

宝宝的私处非常娇嫩脆弱，一定要及时清洁，免受感染。男宝宝和女宝宝私处不同，也需要不同照护的照护方法哦。妈妈们快来了解宝宝的身体，给他们正确的清洁和保护吧。

一、清洁小男孩私处的要领

清洗幼儿私处是父母的一大困扰，即害怕过度清洁会伤害孩子的皮肤，又担心会因为清洗不彻底而让孩子感染疾病。其实，你大可不必如此紧张！本节将提供清洁小男孩外生殖器的方法，以及如何观察小男孩常见的外生殖器异常症状，让你可以轻松面对这些尴尬的私密问题！

宝宝的外生殖器皮肤组织很薄弱，而且大多数的小男孩几乎百分之百都是包茎，容易发炎，因此父母要特别注意外生殖器的清洁与照护。

每次给宝宝洗澡的时候，你有多花些心思清洗他的外生殖器了吗？

五大护理要点

勤换尿裤

如果孩子还在穿尿裤，那么只要尿裤脏了就立刻更换。尤其是排便时，一定要将附着在阴茎部位的粪便清理干净，阴茎的入口处绝对不能残留粪便，以免因粪便污染而导致尿道感染。

由于阴茎包皮在幼儿阶段不太容易推开，若是硬推开可能会导致撕裂伤，因此冲洗时要特别小心。

用棉花棒辅助清洁

当发现小男孩的阴茎前端有白色的结晶物时，别紧张，那是正常现象，只需在洗澡时用棉质浴巾或棉花棒小心清理即可。但若发现分泌物带血或是脓液，就要立刻带去看医生。

彻底清洁

阴茎、阴囊交界处、腹股沟、会阴部、阴囊下方等处，是最容易藏污纳垢的地方，清洁时一定要注意检视这些部位是否清洗干净，并使用不含滑石粉的爽身粉保持私处的干爽。

包皮的清洁

割过包皮的阴茎只能用香皂及清水来清洁；未割过包皮的阴茎则不需要特别的照顾，只要冲洗干净即可。强行推开包皮或用棉花棒、消毒剂来清洁，不但没有必要，有时候还可能有害。不必过于担心包皮下看似奶酪状的物质，那是包皮开始脱离龟头时所脱落的细胞，是正常现象，这种细胞脱落的情况会持续一辈子。

教导孩子清洗方式。

在孩子 4 岁的时候，可以开始教导他自己清洗外生殖器。爸爸可以利用与孩子一起沐浴的时候，教导小男孩清洁包皮和龟头，同时也间接教他认识性器官。

二、小男孩常见的外生殖器异常与治疗

一旦发现你的小孩有以下的外生殖器异常症状时，要赶快带他去看医生，接受检查与治疗，以免因延误就医而产生严重的后遗症。

隐睾症要早发现

了解它的表现

一个或两个睾丸没有落到阴囊里，不过也有些男宝宝的睾丸会较晚才降下。隐睾症最常发生在早产儿身上，但也会发生在非早产儿身上。

细心观察症状

一个睾丸或两个睾丸无法落入阴囊内。如果在1岁以前没有自动掉落的话，通常就不会掉落。右睾丸比较容易发生隐睾的现象，它通常会落在通往阴囊与腹股沟腔内，或者阴囊上方的任何部位，例如下腹。从外观上看，约有10%的隐睾症患者完全看不到睾丸。

有些隐睾症的幼童会因睾丸纠结，阻碍血液的供应，以致造成鼠蹊部疼痛。

因此，当隐睾症的病童抱怨鼠蹊部疼痛时，要尽快请医师检查并治疗，否则睾丸可能会受到永久的创伤。

引发的原因

荷尔蒙是导致幼儿隐睾的最主要原因，不过也有些幼儿是因为生理上的阻碍所造成的，例如患有疝气的幼儿就较容易出现隐睾症。

温度也是引起隐睾症的原因之一。不过这种类型的隐睾并不是真正的隐睾。发生隐睾的那个睾丸会随着温度而伸缩，平时它会掉在阴囊里，一旦遇到天气寒冷或受到刺激时就会缩回去。因此，若你不确定宝宝是否真的有隐睾症，或者只是伸缩的隐睾时，可在为他洗温水澡时检查他的阴囊。温度会使得伸缩性隐睾的睾丸掉落在正常的位置。如果它在温水中掉落到阴囊里，就无须担心这个问题。伸缩性的睾丸大约在青春期以后就会固定在阴囊里，并不需要任何治疗。

治疗方法

通常，医师会试着把没有掉落阴囊的睾丸推到阴囊内。但如果这个方法无法改善症状，大约在宝宝1岁以后，就必须开始接受治疗。

医生在为孩子测试过荷尔蒙分泌量后，便会根据分泌量的多寡，为孩子注射适量的绒毛膜腺素，1个疗程是3周，每周2~3次。如果这个治疗方式还是无法把睾丸导入阴囊里，医生便会建议以手术的方式把睾丸固定在阴囊里。由于未掉落的睾丸较容易受到伤害，因此手术越早进行越好，最好是在2岁以前施行，否则未降下的睾丸可能会萎缩变性，增加未来罹患不孕症的风险。

尿道狭窄的预防与治疗

了解它的表现

尿道天生狭窄或变得狭窄，使得小便时感觉尿流受阻，无法顺利排出。它可能发生在任何小孩身上，但比较常见于已经割过包皮的小孩。

细心观察症状

- 排尿困难。一开始小便像细柱状，然后尿流速度变得越来越慢、越小，或者变得断断续续。小便时需要用力，但又觉得没有排干净，有尿意感。

- 并发间歇性的尿道感染。尿道受感染时，患者在频尿、急尿、排尿时有烧灼感、尿道疼痛甚至出现发烧等症状。

- 严重时会出现血尿，并影响到肾脏功能。

引发的原因

阴茎尖端受刺激，导致尿道口的组织受伤，进而使尿道开口缩小。常见的原因有：

- 先天性狭窄或肿瘤所致。
- 幼儿因为好奇探索，而伤害自己的阴茎。
- 感染尿道发炎。
- 割包皮。
- 意外事故造成的伤害。

治疗方法

透过简单的手术便可以解决。手术的方式包括：尿道内切开术、尿道扩张术、尿道重建手术等。但是采取尿道内切开术治疗后，很容易再复发，因此患者最好定期复诊。如果有需要的话，可做尿道扩张术来维持尿道的一定大小，以达到小便通畅的目的。

预防方法

- 不要穿质地粗糙的内衣裤。
- 不要使用具刺激性的衣物清洁剂。
- 尿布、尿裤或衣裤湿了要尽快更换。

三、清洁小女孩私处的要领

小女孩的外生殖器官扮演着泌尿与生殖责任，但因其位置极接近肠胃道的出口——肛门，使得小女孩比小男孩更容易受到细菌的感染，提高了泌尿系统和生殖系统受损的概率。因此，小女孩外生殖器官的清洁也就变得格外重要！大致而言，小女孩外生殖器官的清洁要领与小男孩相似，但有些极容易被忽略的部位，家长在帮孩子清洁时仍要特别留意。

保持小女孩阴部清洁、干爽、无异物，是预防感染阴道与尿道疾病的最好方法。你可以照下列方法做：

六招护理诀窍

翻开大阴唇清洗

如果孩子还在使用尿布或穿尿裤，则勤换尿布或尿裤是最基本要求，尤其当孩子排便时，务必要把粘黏在外阴部上的粪便清理干净。

由于婴幼儿阶段小女孩的尿道口是被大阴唇包覆住的，这使得许多父母在为孩子洗澡或清洁时，常常忽略了这个部位。特别要注意的是，绝对不要让尿道口有残余的粪便留滞，如此才能减少粪便中的细菌向内污染，引发尿道感染。

清洁小女孩外生殖器官时，一定要记得把大阴唇翻开，露出尿道口及阴道口，这样才能够彻底清洁干净。如果有必要的话，不妨准备一个冲洗器，用温水彻底冲洗小女孩的整个外生殖器。

用棉花棒辅助清洁

和小男孩一样，小女孩的阴道口前端也会有白色的结晶物质，或是介于白色与咖啡色之间的黏液状物质，这些分泌物都属正常现象。在为孩子洗澡时，用干净的棉质浴巾或消毒过的棉花棒小心清理即可。但当分泌物中含有血丝，或是分泌出脓液，就要尽快带孩子去看医生。

在婴儿阶段，小女孩的阴道口会出现明显的粉红色凸出物，那是突出的处女膜，在清洗或清洁时要小心擦拭以免受伤。

选择透气尿布或内裤

由于小女孩外生殖器长期包裹着尿布，加上婴儿时期的两片大阴唇相互贴住，容易潮湿闷热，以至于产生尿布疹、湿疹、霉菌感染的概率比小男孩更高，因此选择尺寸合适、质地透气的尿布，才能对小女孩的外生殖器官起到照护的作用。如果小女孩已经脱离尿布，就要为她选择纯棉、吸汗、透气的内裤，材质粗糙的内裤会摩擦她的外阴部与屁股。

使用不含滑石粉的爽身粉

在清洗或清洁小女孩的外生殖器官后，可以使用少量的爽身粉保持干爽。爽身粉的选择必须以不含滑石粉为原则。资料显示，如果在婴幼儿时期就在小女孩的外生殖器官使用含有滑石粉的爽身粉，日后罹患外阴癌的概率会比幼时没有使用的小女孩高，因此务必要慎重选择！

教导孩子自己清洗

在小女孩4~5岁时，可以开始训练她自己洗外生殖器官，其要领就和父亲教导小男孩一样。妈妈在和孩子一起沐浴时，教导小女孩清洁外生殖器官的重要性与方法，同时也间接地教育孩子认识自己的性器官。

教导孩子擦拭阴部

在小女孩能够自己清洗外生殖器官时，便可以教导她在上完大便后，卫生纸要由前往后擦拭，以避免粪便的细菌感染到阴部。

四、小女孩常见的阴部异常与治疗

小女孩的阴部卫生比小男孩难照顾。小女孩的阴部与肛门极靠近，更增加了感染细菌的机会。因此，当发现你的小女孩有以下的外生殖器异常症状时，就要向医生求助，接受检查与治疗，以免因延误就医而产生严重的后遗症。

感染引起阴道炎

了解它的表现

阴道或外阴道受到细菌、病毒或霉菌的感染而产生发炎的现象。任何年纪的女性都可能发生。其症状与尿道炎相似，极易混淆。

细心观察症状

分泌物有异味，有时还会伴随类似感冒的症状，以及小便时感到阴部疼痛、阴部发痒、阴部有灼热感等，症状严重时还会有阴道出血的情形。

引发的原因

小女孩感染阴道炎的原因，大多来自于外来刺激。例如气候潮湿、洗的衣服没办法晒到太阳、穿着紧身衣裤、异物插入、洗澡水不干净、劣质的洗衣粉或香皂等，都可能使得细菌入侵阴道，如念珠菌的侵入。

治疗方法

一般来说，医生会先做患部的细菌培养，以确定是何种细菌或病毒引起的，然后才能对症下药。

通常，医生会先开外用抗生药来治疗，如果外用药的效果不佳时，便会开口服抗生素。此外，还要使用专门的沐浴乳来清洁阴部。

如果感染是因异物进入阴道引起，要去除异物，并且要教导孩子不可以把异物塞入阴道，也不可以让别人把异物塞入其阴道。

饮食方面可多吃天然乳酸产品，特殊的乳酸菌或酪酸菌都有预防反复感染的功效，但是不鼓励喝酸奶，因为它的乳酸浓度低而且热量高。

干爽防止阴道闭锁

了解它的表现

两片小阴唇黏合起来，只剩下一个小洞。最主要发生的对象是小女孩与年长的妇女，因为她们还没分泌荷尔蒙，或荷尔蒙分泌不足，或是有阴部发炎。

细心观察症状

外阴唇黏在一起，情况严重时，会出现小便困难的情况。

引发的原因

荷尔蒙分泌异常，或外阴部感染而产生溃疡，使得阴唇粘黏在一起。另外，因汗水或尿液的刺激，导致阴唇变得粗糙并互相黏合。

治疗方法

如果小女孩的阴唇能够自己分开，可以顺利小便，也不会产生疼痛，就不需过度担心阴唇黏合的问题。

如果阴道闭锁的情况已经影响到排尿，医生通常会给予适当的荷尔蒙药膏来治疗，让外阴部打开。但如果是溃疡造成的阴道闭锁，就需进行手术将外阴部切开，再进行环状缝合，才能彻底解决问题。

预防方法

保持阴道干爽；别让孩子的尿布长时间处于潮湿的状态；避免穿合成布料的内裤及裤子，以防症状复发。

特别注意

如果你家中二三岁的小女孩有小便不好解、尿液从上方流出，而且看不清楚尿道口及阴道口等现象时，就必须找专业医生检查。

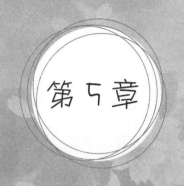

第5章

太胖太瘦都不是萌宝宝

宝宝身体健康与否，在于发育是否正常，而不是靠外在体型判断。因为不同的宝宝成长速度本就不一样。但如果真的过胖或过瘦，可以在医生的指导下，培养良好的饮食和运动习惯。

几乎所有的父母在看自己的孩子时，不是嘀咕他长得太圆太胖该减肥，就是抱怨他太瘦了该增胖，或担心他太矮小了该给他多吃营养补充剂。

其实，爸爸妈妈们都太紧张、太操之过急了。每个小孩消耗脂肪的速率本就不同，成长的速度也不一样。有些孩子天生就注定一辈子圆圆胖胖，有些则不管父母怎么喂就是不长肉，还有些虽然个子矮小却可能在短时间内快速长高。幼年时期的体型未必会持续，而后天所学得的审美观，也会让孩子在成长的过程中努力改变自己的外貌。

一、体型圆胖的幼儿

宝宝真的太胖吗？会不会这只是你的主观认定而已，其实你的孩子的体型还是很正常的。

有许多父母，即使他们的孩子的体重仍然落在成长曲线的正常范围内，他们却老觉得孩子的体型过胖。其实，圆圆肉肉的脸颊、凸凸肥肥的肚子，还有脂肪挤成一圈圈的手肘，这些都是幼儿的典型标志，未必是体重过重的象征。

即使你真的怀疑、担心你家的宝贝是个过重儿，也绝对不要擅自去购买"你以为健康"的减肥食物给孩子吃，更不要随意听信没有根据的"幼儿减肥法"。这个时候，解除你的疑虑与担心的最好方法，就是带孩子去看医生，让专家以客观、理性的角度为你的孩子做评估。

通常，医生会从两个方向来审视你的孩子是否"过重"。首先，他会从医学的角度来判断孩子是否过重。其次，与同年龄、性别的幼儿的标准体重与身高相比较，你的孩子是否有超出 20% 以上？如果两个方向的答案是否定的，那就表示你的担心是多余的，你的孩子其实很正常。

若你希望孩子长大后能够拥有线条好看的体型，或者你不希望孩子步上父母肥胖体型的后尘，那么你的首要工作，就是调整你们的生活习惯与饮食内容，当你们拥有健康的饮食与生活习惯时，你的孩子自然也会养成良好的习惯。然后，你再参考下面所提供的要诀与注意事项，来帮助你的孩子塑造未来的美好体型。

养成良好的饮食习惯

如果医生评估的结果，发现你的孩子真的太胖太肥了，那么你应该采取的行动不是把孩子送到减肥班去，而是养成正确、良好的饮食习惯。尽管孩子在婴幼时期过胖并不会相对提高其以后肥胖的概率；但若到了4岁左右仍然过度肥胖，长大后就有50%~85%的概率会成为胖子。因此，养成健康的饮食习惯，才能确实控制孩子的体重，并维持身体健康。

调整饮食内容

你有仔细想过或记录下孩子的饮食内容吗？在婴幼儿阶段，你该重视的不是孩子体内的肥胖细胞有多少，而是你都给他吃了些什么？那些食物是否对他有益？若是你在这个时期放任他养成吃零食、快餐的习惯，无疑是将他推入一场永远无止境的体重战争，同时也在摧毁他的健康。在孩子两岁之后，如果你可以培养他习惯全麦谷类的食物，并加上适量的蔬果、低脂乳品以及果汁调味的点心，相信对于他未来的体重控制与健康都有正面的影响。

幼儿体内所囤积的过多脂肪，通常是来自于饮食中的油脂，因此除了身体所必需的脂肪及胆固醇以外，超过的部分都要加以限制。别以为摄取过多油脂只会对成年人的身体造成威胁，幼儿一样不适合过度摄取。孩子一旦过了2岁生日以后，就应该多吃对心脏有益的食物，有助于长期健康与正常成长发育。

2 岁开始，孩子的饮食有必要做适度的调整，要开始改吃低脂或脱脂牛奶、低脂芝士、低糖酸奶以及其他乳制品。要减少肉类的摄取量，而且尽量吃瘦肉部位。不过在改吃低脂食物的同时，也必须注意，脂肪太少对幼儿也不好，仍然必须将油脂摄取量维持在其所需热量的 30% 以上。

稀释高糖高热量饮料

许多幼儿都会从饮品中摄入过量的卡路里与糖分，尤其是那些到了三四岁还非常倚赖奶瓶的孩子。虽然果汁是有益健康的饮料，但喝太多也不对，因为它所提供的热量也许足够，但提供的营养却是远远不够的。因此，如果你的孩子很倚赖奶瓶、嗜喝果汁或其他含糖饮料的话，最好把它们加水稀释。

什么时候吃点心

由于幼儿的活动量大，热量消耗迅速，所以他们无法像大人一样等到正餐时间再填饱肚子，这个时候，点心就扮演了不可或缺的角色。然而吃过多的点心反而会损害他们的身体，尤其容易导致体重失控。

为孩子选择点心时，必须以营养高、卡路里含量适当为原则。吃点心的时间则最好选择在早午餐之间一次，下午一次，睡前再吃一次，就已足够了。绝对不要让孩子整天吃点心或零食。

让孩子自己吃饭

当孩子是由父母或主要照顾者喂食时，他们往往会吃下比他们想吃的分量，或他们的年龄应该摄取的分量还多的食物。所以，可以的话，就尽量给他们机会自己吃饭，一旦他们不想吃了，就让他们下桌去玩。

不要强迫孩子吃完你所给予的食物分量，一旦孩子被迫养成了这种习惯后，未来他极可能一辈子都要和过重的体重对抗。还有，千万不要催孩子"吃快一点"或"快点吃"，应该要教他们养成细嚼慢咽的习惯，因为吃饭速度快的人，体重增加速度也很快。你的孩子若是一碰到食物就停不下来，就要不断地提醒他慢慢吃，或者，以聊天的方式转移他的注意力，以减慢他吃东西的速度。

不要没事吃零食

为什么要吃东西呢？理由应该只有一个——肚子饿了。如果孩子从小就懂得这个道理，也养成这样的习惯，相信他们日后不太会被饮食和体重的问题困扰。

若是吃东西的理由是为了寻求安全感，或者为了缓解生活或工作上的压力，或者打发无聊时间，那么可能会一辈子难逃圆圆胖胖的体型。

许多父母在超市时，会用糖果来换取哭闹幼儿的安静，或是在排队等候结账时，塞给孩子一包零食打发时间。这些为了不正当理由而供应孩子食物的举动，只会养成孩子不良的饮食习惯，在不该吃的情况下吃东西。

不要让宝宝节食

不论你多担心孩子超重、过胖的问题，也绝对不要让宝宝节食，因为幼儿迫切需要营养和能量来帮助成长发育。你的目标应该不是如何帮圆胖、过重的孩子减肥，而是控制不让他们的体重持续快速增加，如此才能保证他们健康地发育。

健康运动走起来

除了调整孩子的食物内容，减少高油脂食物，增加全麦谷类、蔬果、低脂乳品外，要让体重过重的孩子摆脱圆胖身材，还得帮他建立健康的生活与运动习惯。

把运动融入生活中

大部分的幼儿都是动得多、吃得少，但现今有越来越多的幼儿是动得少、吃得多，这类多吃又不动的孩子，想要让体重保持在健康曲线内是很困难的。

当然，你不必刻意送孩子去任何运动教室上课，然后你坐在教室外面等他下课。你可以经常带他去公园、游乐场所等地方，让他有机会可以在玩乐的过程中，大量奔跑、攀爬、跳跃、行走。其实，要让孩子喜欢运动的最佳方法，就是父母自己养成热爱运动的习惯，并把运动融入家庭生活中。在一个重视运动的家庭里，孩子的体态想要不苗条都很困难。

少看电视

运动有助于减肥并维持美好体型，而看电视则会得到相反的效果。人们很多持续终生的习惯，都是在幼儿时期养成的，因此，孩子看电视的时间必须加以限制。

在近十几年来，看电视造成愈来愈多的儿童患上肥胖症。因为，看电视使他们身体的新陈代谢率降低，又减少做运动的时间，使得卡路里的消耗量减少；再者，边看边吃的习惯，加上电视广告引诱小孩买些高糖、高热量、没营养的零食吃，身体里的卡路里自然不断增加，于是造就出愈来愈多的肥胖儿童。

二、体型纤瘦的幼儿

一如前文所说的，瘦、胖往往是主观认定的问题，尤其身为孩子的父母亲，观察的角度更难以理性和客观。对于幼儿的体型问题，与其相信自己主观的眼光，还不如去找儿科医生，相信他可以给你专业、客观的指导。只要医生对于孩子的发育与健康状况感到满意，你就可以放下你的焦虑，接受并欣赏孩子的可爱体态。

记录孩子的日常饮食

万一，你的孩子的体重真的低于同龄孩子的成长曲线，就必须与医生配合找出原因。孩子是不是吃得不够均衡？还是吃得不够多？该给他补充什么才能使他长肉？或者是其他方面的问题所引起的？

这个答案需要花上一些时间才能找得到。首先，你得花 1~2 个星期的时间，详细记录孩子的饮食状况，包括每餐所吃的食物内容、摄取的量、进食的时间、进食的状况

（有多少比例是掉到外面，而不是到了嘴巴里）。医生便可根据你的记录，找出可能导致孩子体重过轻的原因，并针对原因调整孩子的饮食。通常，孩子体重过轻的问题都是可以补救的。

除了饮食内容会导致孩子体型纤瘦、体重过轻外，下列的问题也会影响孩子的食欲，不得不注意。

发现孩子瘦小的原因

活动量变多

年幼阶段原本就是活动极为旺盛的一段时期，只不过有些父母总是忽略了一个重要事实：这些活动会让孩子消耗大量的热量，必须以充足的高能量食物来补给孩子的体力。尤其是那些特别活泼好动的小孩，更要注意热量的补充，务必让孩子摄取足量的卡路里。如果孩子因为热量消耗太大而变得体态纤瘦，不妨在白天为他安排一些较静态的活动，例如阅读、拼图、堆积木等，以减少卡路里的消耗。

摄取过多水分

如果你让孩子摄取了过多的水分，包括果汁、牛奶、开水、含糖饮料等，让他的小小肚子里装满了液体，当然也就没有空间可以容纳正餐的食物，因此，要适量控制水分。

不会自己喂食

有些幼儿虽然可以拿稳汤匙，但还没准备好要自己动手吃饭，这个时候如果父母硬要他自己喂食，就可能会使得孩子吃不饱；有些孩子就算汤匙还不是拿得很稳，也执意要自己喂食，这个时候如果父母剥夺了他想自己吃饭的乐趣，他可能就会拒绝吃饭。

用餐时常分心

幼儿喜欢在用餐的过程中，边吃饭边玩玩具或边吃饭边看电视，甚至边吃饭边和兄弟姐妹玩，这些情况都有可能让他还没有吃饱就离开餐桌。所以，用餐时要尽量减少干扰，以免他分心而吃得太少。

不会提出要求

有些幼儿在肚子饿的时候，若没有立刻供给他食物，便会大哭大闹。但有孩子即使饿了也不会要求要吃东西，如果父母也忘了适时为他补充食物的话，孩子的热量就会不够，长期下来身上自然就无法长肉。要解决这个问题的最好方法，就是父母要养成在固定时间供应餐点的习惯。

食物的热量不足

有时候，导致孩子体型纤瘦、体重过轻的原因，是父母所准备的食物过于清淡、热量太少，即使孩子的胃口再好，所吃到的卡路里仍不足以应付他的成长所需。因此，在为体重过轻的幼儿设计菜单时，必须着重在高卡路里与营养成分，和有助于满足一日最佳饮食的食物种类上。

吃点心的时间不对

在正餐之前给孩子吃点心，百分之百会影响他食用正餐时的胃口。因此，供应孩子点心的时间不可以太接近正餐时间。

饿过了头

常常，当我们在饿过了头时，就会胃口全失，幼儿也一样。因此，一旦孩子饿了，就要供应他们食物，以免因饿过了头而不想吃东西，不必坚持孩子一定得和家人一起用餐。

用餐时被催赶

其实只要给孩子充裕的时间，让他们慢慢吃，许多小孩都会有很不错的食量。但是一旦被催促时，他们就可能会因为用餐的时间压力而吃不下，有时候甚至会没有吃几口便仓促离桌。

白天吃了不当的食物

当孩子体重过轻时，父母还必须考虑到是否白天时饮食不当。不论是幼儿园的老师或是白天照顾孩子的保姆，都有可能因营养常识不足，而疏忽孩子的营养与热量摄取，或者没有喂饱孩子，或是给孩子吃些不该吃的东西。当你的孩子可能遇到这些状况时，就必须想办法与白天的照顾者合力改善。

压力

任何形式的压力都可能影响到孩子的食欲，例如用餐时被催促、换了新保姆、换了新幼儿园、生病、搬家、父母分居或离婚等，都会造成孩子的压力。如果你发现孩子缺乏食欲是压力所引起的，就要设法消除它，并帮助孩子舒缓紧张的情绪，或者寻求心理医生的协助。

三、体型矮小的幼儿

幼儿的成长发育速度并没有一定的标准可以衡量。无法根据出生时的体型大小，判断长大以后的身材。有些孩子出生时体型比一般的婴儿小，成长的过程也比同龄小孩慢，但到了4月龄~2岁之间，会快速地超过其他小孩。也有一些小孩因为基因或遗传的关系，天生就是小个子，他们有可能出生时是个巨婴，出生后的3~4个月长得很快，接着便渐渐缓慢下来，而且被其他同龄的婴儿超越。

其实，从遗传的角度来看，每个小孩到了发育成熟期时，体型大多和父母差不多。如果父母的体型一高一矮，那么孩子长大后的身材可能承袭了其中一方，或介于两者之间。

如果孩子在2岁以前的成长曲线呈现下滑趋势，但是食欲佳、健康活泼，且身高体重比例正常，你就不需要过度担心、焦虑。但是2岁以后，如果他没有正常的持续往上增长，你就得提高警觉了，因为孩子有可能出现成长迟缓的问题。成长迟缓的孩子有一些明显的征兆，例如，身高和体重长期都落在成长曲线的 5% 以下，或是超过 3 个月以上体重都没有增加，或是突然体重减轻，尤其当这些征兆还伴随着疲倦、暴躁等现象，就必须带孩子去医院接受检查。

细究孩子矮小的原因

早产

早产的孩子体型原本就比足月出生的孩子要瘦小许多，而且因器官发育都还没有成熟就出生，使得各方面的功能与体型的成长速度，会一直落后于同龄孩子，但日后也可能会赶上其他孩子。而若是足月出生，但体重低于 2 公斤的小孩，其成长速度极有可能会一直比同龄孩子慢，身材比同龄孩子瘦小。

先天性成长迟缓

有些孩子天生就注定成长发育会比较慢，而且骨骼发育会比同龄孩子落后 1~4 年。追究其原因，有可能是家族性的遗传。但不论是什么原因导致成长缓慢，它都不是一个好现象，因为这类型孩子得经历一段痛苦岁月。尤其在青春期初期阶段，会特别需要精神上的支持。不过，他们最后还是会长高到正常的平均身高，甚至有可能更高。

成长激素不足

少数成长缓慢、体型矮小的孩子，是因为缺乏成长激素所致，而且男生出现这种情形的概率比女生高，这类男生有时会伴随着生殖器特别小与隐睾症。部分缺乏成长激素的孩童，可以注射人工合成激素来治疗。

疾病

患有糖尿病的孩童，或者患有诸如荷尔蒙不足等内分泌失调的孩童，或者罹患消化系统、心脏、骨骼疾病的孩童，都可能会出现成长迟缓的情形。另外，身体缺乏铁与锌，或铅中毒的孩童，也可能出现类似成长迟缓的现象。所有这些疾病都必须由专业的医生协助解决。

TIPS

孩子真的会一夜之间长大吗

许多妈妈在帮幼儿穿衣服时，会突然发现：怎么这孩子的长裤一夜之间全都缩水了？这条裙子上星期还可以碰到孩子的膝盖，怎么现在已经缩到她的大腿高度了？这件衬衫前几天孩子穿起来还很合身，现在那排扣子竟然扣不起来！种种的状况都令妈妈不禁怀疑，究竟是衣服的材质会缩水？还是烘衣机的温度太高？或者，难道孩子真的在一夜之间长大了吗？

研究指出，在成长快速期阶段，婴幼儿确实有可能在 24 小时之内长高 0.5~2.5 厘米。而在成长快速期以外，他们也会进入成长停滞期，这个时期他们有可能是完全不长的。

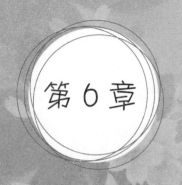

第6章

如何让小老饕乖乖吃饭

宝宝正处于生长的关键阶段，如何让宝宝摄取到充足的营养，是每个妈妈都关心的事情。妈妈们一起来看一看，如何让小老饕乖乖吃饭，吃搭配合理、营养均衡的饭吧。

一、打开小饕客的嘴巴

面对家中难缠的小饕客，有时候再好的菜色都无法吸引他们张开嘴巴。有些小饕客会拒绝所有你给他吃的食物，坚持每餐都要吃一模一样的东西；有些会突然大转变，以前最爱吃的东西，今天突然对它讨厌至极。大部分的父母多少都会碰到孩子这种不按牌理出牌的状况，但为了他们的成长发育所需，又不得不绞尽脑汁让他们吃东西。要让一个2~6岁的难缠小孩喜欢进食的确很难，但我们仍然可以利用一些方法来突破这个困境，减少我们的挫折感。

只供应最营养的

在孩子挑嘴、吃得少，或饮食不定时的情况下，就更要确保给他吃下肚子的食物都是最营养的。要填满一个小小的胃其实不难，但是如果填进去的食物尽是糖果、汽水、汉堡、炸薯条或快餐，那么你就错失了供给孩子正常发育所需养分的机会。

如果担心你的宝宝吃东西太挑剔而导致体重不足，就给他多吃一些高营养、高热量、高蛋白质的食物，例如肉类、乳制品、芝士、豆类、花生酱、香蕉、牛油果、水果干、布丁、蛋挞、谷物、全脂牛奶等。

也可以请教专家该如何为孩子准备最佳饮食组合，或请医生斟酌情形，为你的孩子额外开一些铁、锌或各种维生素的补充剂。

饿的时候就喂

这方法听起来似乎很容易，然而现实生活里，每个小孩感到饥饿的情况不同。有些小孩在正常用餐时间并不觉得饿，毫无食欲，往往只吃几口或者完全不吃；有些小孩一大早睡醒就哭闹着喊肚子饿，可以狼吞虎咽地吃下一大堆东西；还有一些小孩子早上睡醒后，交感神经与副交感神经还没有交换过来，没有饥饿的感觉，必须等上一段时间，肠胃才会清醒过来。

可能的话，尽量配合孩子的情况，等他表示想吃东西的时候就喂他；不过有些孩子肚子饿的时候，并不主动提出要求，因此你需要仔细观察他们的反应，当发现他的情绪开始不对劲，而且距离上一餐有好几个小时了，这个时候就要赶快准备好食物填饱他的肚子。

最好的方法是持续记录1~2周内孩子每次用餐的时间。从这份记录中你便可以掌握到孩子饥饿的周期，然后把孩子的正餐时间定在他们每次喊饿的前几分钟。想让幼儿有效率地进食，最好的方法就是规律的进餐时间，加上固定的饮食场所。

不必坚持孩子必须和全家人一起用餐，因为等到全家人都到齐时，孩子可能会因为饿过头而食欲全失，否则就要先给他吃一点东西垫垫胃。

别让饮料占满孩子的胃

很多时候，孩子会缺乏食欲、不愿张开嘴巴吃饭的一大原因，是他们喝了太多的饮料，尤其是在餐与餐之间。受其影响最深的是那些仍在用奶瓶喝水或喝饮料的孩子，因为奶瓶会随时跟在他们身边，加上他们早就动作熟练地抓起奶瓶就喝，往往会一口气就喝掉大半瓶，所喝下的分量远比使用杯子多。

虽然摄取足够的水分很重要，但是一旦摄取过量，就会影响到孩子的食欲。因此，在用餐的时候，最好让孩子先吃固体食物，吃饱后再让他喝水或饮料。如果他坚持一定要先喝水或饮料，就必须严格控制分量，例如奶瓶只装四分之一的液体。

除了控制孩子的水分与饮料摄取量外，尽早让幼儿学会使用杯子喝水，也是减少他喝太多水或饮料的好方法。

吃饭要减压

在紧张的环境中用餐，会影响人们的食欲，再美味的食物都变得难以下咽。因此，用餐时气氛必须愉悦轻松，不要让孩子感受到压力，同时排除没有必要的噪音、杂事，以免分散孩子的注意力。

不要强迫孩子一定要把你为他准备的饭菜全部吃完，这只会使他养成不好的饮食习惯。你应该在他的碗盘里，放上特别为他挑选的均衡营养饮食，然后由他自己决定吃多少。不过，要注意的是，不要一次就把他的碗盘堆满，以免太多的食物令他产生畏惧感而顿失胃口，或者让他有机会丢弃食物减轻压力。所以，先别一次就给足分量，等他吃完了，再继续供应。

在自己吃饭的情况下，孩子难免会搞得一团凌乱，桌上、地上、椅子上到处都是食物，这时千万别责备他，或要求他保持干净，那样可能会使得他因挫折感而放弃自我喂食。

适度挑嘴也可以

如果你已经为孩子设计了最佳的食物组合，准备的食物都富有高营养与高热量，那就让他自己从中挑选他喜欢的食物。你可以鼓励他多尝试他不喜欢的食物，但不要勉强他一定得吃，毕竟他才刚开始学习吃东西，有很多食物他以前不曾吃过。给他时间，也许几次之后，他就能接受不同的食物了。

当然，如果他挑嘴的情形很严重的话，你应该清楚地制订出吃饭规则。例如告诉孩子："你可以吃些煎饼和吐司，或者盒子里的饼干，要不然你就什么都没得吃。"此外，当孩子表示"吃饱了""不想吃了"的时候，不要鼓励他"再吃一口"。

你的孩子吃饭很奇怪

有些孩子天生就有与一般人不同的特殊饮食癖好，

例如，他们排斥把各种菜肴堆积混杂在一起，甚至连沾到别的食物也不肯吃。他们喜欢看到不同的食物在盘中分开排放；或者有顺序地一次只吃一种食物，吃完后再换另一种。如果你的孩子也是如此，就按照他的癖好，一道一道喂他；如果他能够自己喂食，就为他准备有分隔区的餐盘。

另外，有许多幼儿吃东西很慢，甚至会习惯把食物咬一咬、含一下、再咬一咬，然后才吞下肚子；或者他就是喜欢一次只拣一粒豆子吃。总之，别催他，要给他充足的时间，甚至可以把用餐时间延长。

让宝宝的食物花样百出

蔬菜水果的烹调方式是可以多变的，并不一定要保持原貌才能维持营养。形状多变的食物能够引起孩子更多的兴趣与食欲。

例如，把切成丁状的水果搅入酸奶里面，在早餐的谷物里加入香蕉切片，在通心粉上面撒上芝士粉和切碎的蔬菜，或是在煎饼上面放上不同口味的水果泥、水果丁、果酱等。

水果奶昔与果汁也是很受幼儿欢迎的食品。你可以挑选富含维生素及矿物质的水果，制作成各种不同水果口味的奶昔或果汁。

妈妈保持耐心并且以身作则

所谓"欲速则不达"，对待孩子更是如此，所以必须要格外有耐心。当你努力去改变孩子某种不佳的饮食癖好，却迟迟无法看到效果时，或许你该把注意力转移到其他原因上。

孩子没有胃口，看到食物时提不起兴趣，通常与生活环境的转变有关系，又或者是因为压力或生病所造成的。如果你长期的努力仍然无法让孩子的体重增加，甚至体重变得更轻，就有必要带他去看医生。

如果你本身也是一个无法坐下来安静吃顿饭的人，你的孩子当然也会模仿你的行为。所以，当孩子有不好的饮食习惯时，不要把所有焦点放在孩子身上，也要留意一下自己是否也有同样的习惯。如果你是个重视用餐气氛，同时也是个懂得品尝美食的人，孩子也会因为你对食物的兴趣，成为一个会吃、懂得吃的人。

二、孩子挑嘴怎么办

我们或许无法只靠米饭维生，但是有许多幼儿不但可以这样，甚至还非常坚持只吃米饭。不过，这个坚持并不会持续一辈子。幼儿会对某样食物情有独钟，有时是因为他们从这种坚持中感觉到一种规律性与安全感；有的幼儿则是天生就拥有非常敏锐的味觉，敏锐到只要稍具味道的食物都会令他难以忍受，最后只能接受少数几种食物。

这种挑剔食物味道的情况大都会随着年纪增长而渐渐消失，但也有少数的孩子会固执地维持一辈子，例如有些人直到长大成人后依然害怕碰到菠菜或菜花，或者一闻到肉味就转头。

当孩子有这种食物偏执行为时，绝大多数的父母都不可能任由孩子继续下去，但是也请不要对此小题大做或紧张焦虑，否则可能会让孩子变得更加坚持与固执，也使得每次用餐都陷入一场亲子战争。解决孩子挑嘴的问题并不需要引爆战争，以下所提供的方法也许可以让你应付起来轻松些。

营养丰富最重要

如果孩子偏执于几样固定的食物，那么你就要想办法让那些食物的营养成分充足，足以满足孩子一日的养分需求。例如早餐应该选择全麦面包和全麦制品，果汁的种类应多样化，以及不要过度供应糖分。

如果你帮孩子挑选的高营养食物不受他的青睐，他还是坚持只吃他喜欢的，那就自己动手在他喜欢的食物里添加营养。例如在牛奶或果汁里添加钙质，全麦吐司夹芝士或是磨碎的胡萝卜，做汉堡时加入磨碎的胡萝卜、切碎的菜花或其他蔬菜。

依照宝宝的喜好来延伸

以孩子偏好的食物为主并加以延伸。例如，如果你的孩子特别偏爱面包，那就经常变换面包的口味，例如杂粮口味、胡萝卜口味、南瓜口味、芝士口味、优格口味、蓝莓口味、葡萄干口味……都有不错的营养成分，好让他可以得到充足的营养与热量。

你还可以动手做一些以面包为主的食物，例如有浓浓奶味的法式吐司，兼顾热量与蛋白质的火腿芝士三明治、培根芝士三明治。如果孩子特别爱吃某种果酱或花生酱，那么在涂上果酱或花生酱的吐司里，再夹上各种水果，也都能补充到充足的营养。

多种多样的选择

如果孩子并没有特别的食物偏好，就是爱挑嘴，那么在为他准备食物时，必须牢记一个重点，就是"多样化"。种类要够多，够具有吸引力，才能挑起他吃东西的兴致。有时候，一大块金枪鱼与半块金枪鱼三明治让他选择，他可能会比较愿意吃后者，因为那看起来有变化多了。

鼓励宝宝去尝试

不论是大人或小孩，在面对任何新的事物时，都需要一段适应期，小孩尤其需要更长的时间。因此，当你的孩子第一次拒绝某样食物时，别就此认定他永远不会去碰那样食物，而不再试着提供。

一个挑食的孩子，在决定尝试他拒绝的食物之前，恐怕你得要先让那道食物在他面前出现好几次才行。在吃第一口之前，他会用各种不同的方式来熟悉那道食物，他可能会先观察它，用汤匙去碰碰它、翻翻它，把它戳碎，还会看看别人吃下它以后的反应，然后他才会好奇地试一试。

试了第一口并不表示他就会把食物吞下肚子。他可能会尝一下它的味道之后，便将它吐出来。这时你千万不要对他露出失望的表情，也不要因此而责备、处罚他，而是要鼓励他，让他知道他可以放心地去尝试任何新口味。假以时日，也许你会惊讶地听到他向你要求，想要吃某样被他拒绝了百次的食物呢。

让吃饭变好玩

对幼儿来说，吃东西是无聊的活动，"玩"才是最有趣而重要的事。当他们忘情地忙于玩乐，好奇且专注地探索、学习新事物时，突然要他们停下一切有趣的活动，坐在无聊的餐桌前吃东西，绝大多数的孩子都会抗拒。然而，一旦吃东西变成一件有趣活动时，他们的态度就变得完全不一样了。因此，下次你为孩子准备餐点时，不妨想办法提高它的"趣味性"。下列几点或许可供作一个参考，盼望能有抛砖引玉之效。

改变食物形状

不论是吐司、三明治、肉类或米饭，都可以不再是一成不变的无聊形状，你可以发挥巧思为它们改变造型。圆形、钻石形状、长方形、八角形、心形、星星形状、动物形状、花的形状、树的形状，任你自由发挥创意；也可以把米饭捏成三角形，或包在海苔内卷成圆筒形状；单调的蛋饼上面铺上鱼肉和蔬菜水果，然后卷成夹心卷，变成一道营养丰富的食物。另外，像葡萄干与各种水果切片，也都是食物造型上的好帮手，同时也能提供丰富的营养。

一口一个最方便

让幼儿自己咀嚼一整根或大块的胡萝卜、小黄瓜，他被噎到的概率很高。必要的话，最好把这类质地较硬的蔬菜磨成泥或极小的颗粒，不论是要当作主食或配饰都很理想。

也可以把要给幼儿吃的食物做成迷你状，一口一个的大小，方便孩子随手拿起来送进嘴巴，让他在不知不觉中吃下足量的食物。

让孩子一起准备食物

孩子对自己投入心力创造出来的饭菜，总会特别有感情，吃起来也会觉得格外好吃。哪怕在准备餐点的过程中，只是请他递个盐、糖或一根葱，都会让他觉得那是自己的杰作而自豪，也会乐于尝试这道新菜肴。让孩子为食物取名字，拉近他与食物的关系，有趣的名字更能打开他的食欲。例如，把切成一块块圆形状的胡萝卜取名为红月亮，把切成星星状的白萝卜取名为白海星，一定可以扭转孩子对它们的排斥态度。

从偏爱到吃腻

过去一个月，孩子每餐都坚持要吃吐司夹蛋，最近几天，他却突然拒绝吃它，连碰一下都不愿意。这就是孩子！没有逻辑可循，没有道理可讲。他们不停地在转变，唯一不变的事情就是不停地转变。

这种习惯突然改变的原因，也许是单纯的任性、无聊，或是想表现自我、想引起大人的注意；也有可能是长牙或生病引起他们食欲不振。因此，千万别因孩子突然拒绝吃以前喜欢的食物，就把那样食物列入黑名单，从此不再让它出现在孩子的餐桌上。你可以先试过下列的方法后，再决定该怎么做。

暂时不让那样食物出现在餐桌上

既然孩子拒吃，又找不到他拒绝的原因，那就暂时别让它出现在孩子面前，等过了2个星期后，再试试看他是否接受。这期间则以其他类似的营养食品替代。也许不用等到1个星期，孩子会看着满桌的食物，然后不高兴地问你："为什么没有我最爱吃的那个菜？"

变个造型再出现

把那样突然遭到孩子拒绝的食物，变个造型重新上桌。例如把它放在造型可爱的餐具里，把它变成餐与餐之间的小点心，或者改变烹调方式，让它变得颜色丰富等。

总之，当喜欢的食物变成讨厌的食物时，不要指责孩子或强迫他一定要接受，那只会让孩子抗拒的态度变得更坚定，甚至变成一辈子的抗拒。平静以对，这种状态不用多久就会结束了。

三、爱吃素的小孩

不论是与生俱来或是后天养成，有些孩子就是不吃肉类食物。一般人总认为，素食无法完整供应身体所需要的营养，尤其不适合成长发育中的孩子。其实，这样的观念是不正确的。素食不仅可以提供孩子成长发育所需要的营养，还是一种对健康极为有益的饮食方式。但是，不管是孩子自己坚持不吃任何肉类，或是你认为吃素对他比较好，你都必须注意营养均衡的问题。

每一口食物都很重要

一般而言，素食者吃的分量要比荤食者多，才能吃到足够的营养与热量。例如，一碗米饭加豆类的蛋白质含量才等于一小块牛肉中的蛋白质含量，而这样大分量的食物可能让孩子很快就吃饱了。因此，孩子所吃进去的每一口食物都非常重要，千万别让没有营养价值的垃圾食物占据了他空间有限的胃。

保证蛋白质的摄入

如果你的孩子只是不吃肉类食物，但可以接受乳类制品及蛋类，那么就不必担心他会有蛋白质摄取不足的问题；但如果你的孩子是吃纯素的，而你又没有为他控制好蛋白质的量，就很可能发生蛋白质不足的现象。蛋白质是孩子成长发育过程中非常重要的养分，因此身为父母，你务必要确保孩子有吃到足够的分量。

许多植物都含有互补性蛋白质，当这些植物被吃进体内后，其所产生的功能与动物性蛋白质相同。由于这些食物准备起来很简单容易，也可以轻松搭配，因此不妨同时准备多种。

植物性蛋白质的来源包括：全麦面包与吐司、小麦胚芽、燕麦、煮好的胚芽米、煮好的糙米、大豆、扁豆、埃及豆、毛豆、黑豆、青豆、豆腐、花生酱等。

值得注意的是，大豆蛋白质中的甲硫胺酸含量不足，这对成人和 4 岁以上的孩童不会造成影响，但是对 4 岁以下的孩子而言，就不能把大豆蛋白质当成幼儿所需蛋白质的唯一来源，必须多摄取其他蛋白质。

适时补充维生素

维生素 B_{12} 是孩子成长发育一定不能缺的养分，它除了帮助孩子正常成长外，更有助于神经系统的健全与稳定。蛋类及乳制品中有极高含量的维生素 B_{12}，但一般的蔬菜水果的含量则十分稀少。虽然大多数的海藻中都有不错的维生素 B_{12} 含量，但是幼儿的肠胃功能不似大人那么好，对这类食物的吸收有限，何况这类食物还可能会干扰幼儿对其他来源的维生素的吸收。因此，对吃纯素的幼儿而言，适时补充维生素 B_{12} 是绝对有必要的。至于如何选择维生素 B_{12} 补充剂，则要请教儿科医生，或者请医生开处方。

维生素帮助铁质的吸收

最富含铁质的食物大多也是肉类，长期不吃肉类食品的孩子很容易出现缺铁的情形。解决的方法是，在进食的时候，让孩子同时吃高维生素 C 含量的食物，维生素 C 具有帮助铁质的吸收的功能。富含维生素 C 的蔬菜水果包括：柳橙、葡萄柚、哈密瓜、甜瓜、番石榴、木瓜、芒果、香蕉、菜花、甘蓝菜类、青椒、红椒等。

另外，也可以请孩子的医生帮忙推荐含铁的维生素及矿物质补充剂。

乳制品提供钙的摄入

钙质是帮助骨骼成长的最重要养分，然而钙质几乎都集中在乳制品中，因此当饮食中缺乏乳制品时便很难摄取到足够的钙质。若想要让吃素的孩子得到足量的钙质，最好的方法就是让他们持续喝牛奶直到十几岁，并配合其他的方法来满足身体发育上的需求。例如，购买添加钙质、维生素A与维生素D的饮料，或者在孩子喝的果汁里加入钙。

请医生帮忙推荐含钙的补充剂也是一个不错的方法。

营养补充剂要适量

维生素群对成长发育中的孩子极为重要，但是素食的小孩却常常缺乏，因此给他们吃点补充剂是较有保障的做法。但是供应补充剂时要特别注意一点：维生素与矿物质，过量与不足都是危险的。例如，维生素A与D过量时，就可能产生毒性，会危害孩子的身体。

四、快餐：快乐

在孩子刚出生的时候，你曾经非常坚定且自信的发誓："我绝对不会让我的小孩吃快餐店的东西。"

言犹在耳，但当你工作了一天，拖着疲惫不堪的身体回到家时，你只想要舒服地洗个澡，然后好好休息。下厨？真的没有力气下厨了！但是孩子已经饿到快要闹脾气了。上餐馆？孩子也不可能乖乖地坐在餐厅里等候食物慢慢上桌。此时，快餐店里孩子快乐吃东西的画面闪现在你的脑海，那是个极度诱人的画面——便宜、快速、孩子可以自在活动。

你屈服了，违背当初的誓言，此刻就和孩子坐在快餐店内，看着孩子兴奋地抓起金黄薯条，沾了厚厚的高糖、高盐的西红柿酱，然后一根接着一根地快速塞进口中，意犹未尽地吃了起来。这幅画面令你感到十分自责，于是，你的内心里又暗自发誓"就这么一次，以后绝对不再踏进这种地方！"但其实在心底深处，你很明白，这种誓言只是在自我安慰，让自己的心里暂时好过一些罢了。

其实，你大可不必如此挣扎与苛求自己。快餐店之所以会受欢迎，也正是因为它确实满足了无数和你有同样困扰的人的需求。只要懂得节制，很久上一次速食店并不会危害孩子的健康。你只要牢记以下几项提醒，相信偶尔走进快餐店也可以适度缓解你的生活压力，并增进你们的亲子关系。所以，放松心情，和宝宝一起享受吧。

快餐美味要享受也要适量

别养成习惯

每个月以 1~2 次为限，把它当作是你与孩子共度轻松欢乐的特别时光。

选择营养组合较完整的食物

目前绝大部分的快餐店，都会在其菜单上注明热量及营养成分。许多连锁快餐店也纷纷站在健康的角度，提供低热量、低卡路里的健康餐点，方便消费者做比较好的选择。你可以为孩子选择比较低糖、低盐的健康餐点，例如低脂肪的汉堡或是全麦汉堡包等。

沙拉虽然提供了较多的营养，但是沙拉酱通常多油脂，因此吃沙拉时别加太多沙拉酱。而点个牛奶或果汁，也有助提升这一餐的营养。

事后适当的补充营养

结束快餐店用餐回到家后，要再提供孩子一些营养价值高的水果或糕点。

五、为宝宝设计最佳饮食方案

处于2~6岁阶段的幼儿，行为经常令人无法理解，他们总是抗拒改变，不信任所有绿叶食物，更无法接受陌生味道的食物，即使你绞尽了脑汁，也不见得能够如愿把三餐喂进他们的肚子里去，更别提要供应均衡的营养了。

尽管幼儿的饮食问题如此难以控制，但这个阶段却是养成他们良好饮食习惯的最重要的时期，良好的饮食习惯一旦养成了，就可能持续一辈子。如果你现在放任他们大量摄取高糖、高盐、高油的食物，使他们对甜食、咸味或高脂肪食物产生高度偏好，无疑是把他们推向日后罹患各种慢性疾病的高危险群中。

再者，正确摄取均衡的营养，才足以应付幼儿所需要的大量能量，孩子才能在心智、体能及其他方面得到最理想的发育。良好的饮食虽然无法保证一辈子健康且长寿，但是却能够为孩子日后的健康打下良好的基础。

最佳饮食的六大原则

幼儿的胃纳量本来就小小的，加上对食物的口味敏感，动不动就抗拒进食，使得每一餐吃进几口饭都很容易数得出来。浪费了任何一口食物，想要补回来并不容易。

想要让你的孩子吃到足够的热量与营养，又要兼顾食物的安全，你就要把握以下六大最佳饮食原则。

食物越接近原貌越好

随着经济发展，现在我们想要吃到自己种植的蔬菜与自己饲养的家禽家畜，根本就是遥不可及的事情。有时，为人父母者甚至会忙碌到连买面包或快餐都会忘记了，当然更挤不出时间下厨或烘焙食物。为了能够在下班后快速把餐点准备好，你经常会发现，一打开厨房的橱柜，里面全是可以保存长久的泡面、罐头与各类加工食品。

随着人们越来越重视食品安全，已经警觉到加工食品对身体所存在的威胁，而专家们也一再教导民众"越接近原貌的食物越安全与健康"，意指我们所吃的东西能够越接近自然食物链越好，因为越接近原貌的食物越能保存其原有的养分，也不会有过多化学添加物的问题。

当然，专家们并不是要我们回到农业时代，自己去种植日常饮食所需的作物；而是要我们在选购食品时，以能够看到原貌的材料为主，不要购买那些经过重重加工的食品。毕竟，新鲜的蔬果与肉类在过度调理加工、制成罐头后，不但绝大多数的营养成分已经流失，纤维已不复存在，而且为了要能够长期保存，还加入了大量的化学添加物在里面，这样的食品除了带来饱腹感外，对身体有害无益。

TIPS

加工食品的威胁

对于成长发育中的孩子，加工食品所存在的威胁，绝不只是在加工过程中流失了养分（维生素、矿物质以及纤维等），更重要的是，它被添加了大量的盐、糖、油、防腐剂、色素及其他化学添加物，对身体百害无一利。

因此，在选购食物或买菜时，必须牢记"食物越接近原貌越好"的重要原则。准备食物的时候，尽量缩短烹调的时间，调味料也必须尽量减少。同时，也要避免长时间贮藏食物，或将食物暴露于空气、水中或热气旁，那都会使得食物的营养成分快速流失。

不吃正餐是幼儿的天性

不吃早餐的害处人人皆知，不仅有害健康，也会让人无法集中注意力。如果是幼儿没有吃早餐，除了一天活动的能量不足外，还容易变得暴躁、易怒且不讲理。因此，不只不能让孩子错过早餐，其他正餐也都必须按时喂饱他，还要再加上点心。

当然，为孩子准备餐点是一回事，孩子捧不捧场又是另一回事。幼儿是不可能每次都乖乖地把他眼前的食物全部吃完的，他也许连续几顿饭都只吃二三口，某一顿又像饿了很久一样狼吞虎咽起来。但这就是幼儿。不吃正餐很不好，但那却是他们的天性，你只要记得稍后帮他们补充营养成分高的点心即可，偶尔不吃饭没什么关系。身体再健康的幼儿，每餐的进食分量也都会有时多有时少，但一般而言，他们所摄取的营养与热量多半会均衡的。

采取高效率饮食法

由于幼儿的食量小，不需要太多分量的食物便能填饱他的胃，因此在为他设计饮食内容的时候，首先要考虑到的就是效率性。尽量提供他营养成分丰富的食物，例如芝士含有大量钙质和蛋白质，全麦食物能够供给碳水化合物与铁质，哈密瓜含有丰富的维生素 A 与 C，蛋类、乳制品及大多数的海藻含有极高的维生素 B_{12} 等。

高效率饮食法可以防止体重过重的孩子迅速增加体重。同时对于胃口极小或体重过轻的幼儿，也会有令人意想不到的效果。

选择优质的碳水化合物

不论你的孩子对食物有多么挑剔，通常至少都会喜欢一样碳水化合物食品，例如面包、吐司、意大利面、全麦谷物等，有的孩子甚至就只偏爱吃这类的食物。不过值得注意的是，并不是所有的碳水化合物食品都拥有同等的营养成分，有些碳水化合物食品除了含有高热量外，毫无营养可言，例如糖、蜂蜜、精制谷物食品就是如此。

虽然市面上有些白面粉会添加营养添加物，但在加工的过程中，面粉原本所拥有的养分便已丧失了超过 20 种以上，并不符合高效率饮食法的条件，所以不适合给幼儿填肚子。好的碳水化合物食品包括：全麦面粉、全麦谷物、糙米、干豆，这些食品通常能提供诸如蛋白质、维生素、矿物质以及纤维素等重要的营养成分。

当你买菜或准备食物或在餐厅点菜时，尽量选择好的碳水化合物食品，除非无选择，或者只是偶一为之的情况下，才选择精制加工的碳水化合物食品。让孩子越早开始接触好的碳水化合物食品，他就越早养成好的饮食习惯。

远离甜食

多年以来，营养专家、医生与学校老师，经常提醒家长别让孩子摄取过多的糖分，因为摄取过多糖分，容易使孩子出现过动症的行为。虽然这个说法仍然有许多争议，但是这并不是你应该限制孩子摄取糖分的唯一理由。

首先，糖分是完全不含营养成分的食品，除了含有大量的热量之外，它既不含维生素，也没有矿物质，什么都没有。幼儿所需要的热量大可以从其他更优良的食品中取得，不需要通过这种垃圾食物。

再者，糖分与甜食极容易导致龋齿或肥胖问题。糖分也常常被用来为某些没有味道的食品添加味道，例如西红柿本身没什么味道，所以要用糖分来提高诱人的味道。但即便风味令人喜欢，它依然没有什么营养成分。麻烦的是，当人体在分解糖分的过程中需要铬的协助，而糖分摄取越多，对铬的需求也就越大，以致间接造成肥胖。

最后也是最重要的理由是，研究发现，孩童时期经常吃糖的孩子，长大后也很有可能变成甜食的爱好者。所以，为了你的孩子免于终生受制于甜食的威胁，现在就开始让他远离糖分与甜食。只是，糖分的种类非常多，你知道该从如何选择吗？绝大多数的糖类都不具营养价值，包括生糖、红糖、蔗糖、果糖、葡萄糖、蜂蜜、枫树糖浆、玉米糖浆等。当你在购买食品时，尽量避免选择含有上述糖类成分的食品，在家里烹调食物时，也尽量不要用这些类型的糖来调味。

虽说要让孩子远离糖分与甜食，但并不表示要完全不让孩子碰到任何的甜食。你可以选择有营养的糖分给孩子食用，例如水果中的糖分便对身体有益，因此你可以利用果汁或水果来制作甜品，满足孩子对糖分的需求。

TIPS

警惕糖衣广告

许多父母会为幼儿选择健康的儿童电视节目，但却不曾提防这类节目的广告所造成的冲击，它们对孩童的影响程度有时更甚于儿童节目。因为，孩子在这些广告的影响之下，一进到超市或卖场时，就直奔饼干零食区，迅速抓住他们在广告上看到的产品，而那些食品都是包着糖衣的零食，毫无营养价值。

这些"儿童品牌"广告食品，几乎都含有高得吓人的糖分、人工色素、防腐剂、化学调味料。所以，为了孩子的健康着想，为孩子选择电视节目时，有必要再多花点心思过滤。

全家一起健康饮食

许多父母为了让孩子可以吃得营养又健康，于是在准备餐点时便有了两套标准——孩子吃全麦谷物和牛奶，父母吃甜甜圈、含糖豆浆或含糖咖啡；或孩子吃水果，父母吃饼干零食。父母的坏习惯迟早会破坏孩子的良好饮食，而这种不公平的饮食标准，也无法确实帮孩子建立正确又良好的饮食习惯。一旦孩子离开了父母的视线，或者未来随着外出的机会增加时，他也会跟随父母的脚步，吃下许多不营养又不健康的垃圾食物。

如果父母能够约束自己，不碰不该碰的食物、不抽烟、不喝过量的酒精或咖啡因，相信你的孩子长大后不但会拥有正确的饮食习惯，更拥有健康的生活方式，只因为你以身作则，带着家人一起履行健康饮食原则。

制定最佳饮食方案

为幼儿设计最佳饮食组合，并不表示你必须一克不差地称量食物，或者严格精算每道食物的热量与营养成分。你只要大约估计孩子所能吃进肚子的分量，并均衡地加以分配，让它涵盖孩子所需要的各种营养即可。

以下所建议的最佳营养组合只是一个大方向的目标，你不需要强迫孩子必须照单全收，毕竟每个孩子的状况不同，还是得视情况调整。但只要你能够持之以恒，同时不轻易让孩子有机会吃到只有热量、没有营养的食品，他自然能够在短时间内得到所需各种养分，同时也慢慢地养成好的饮食习惯。

食物一定要多样化

蔬菜、水果的种类可能有数十种，甚至高达上百种，但似乎大部分的家庭中，总是有特定的两三种蔬菜水果会反复出现在餐桌上。在为家人和幼儿准备餐点时，请千万别以自己的好恶来判断，或认为其他的蔬菜水果是家人和孩子都不喜欢的，不再购买与准备。

食物多样化是非常重要的，尤其是对还无法自行补充营养的幼儿更是如此。2 岁的幼儿在餐桌上其实还不太会去挑剔食物，对他们而言，所谓的"多样化"，大概就是果酱三明治切成 2 个三角形，或者切成 4 个小正方形。而对于 3~6 岁的孩子，餐桌上的战争就很难避免了。特殊的食物偏好极可能使他们只得到某类的营养而已，因此就有必要提供他们多样的食物。

真正"多样化"的食物，不仅提供了最佳的营养组合，同时可以把隐藏在食物中看不见的危险（例如农药残留与特定农药）降至最低。多样化让孩子对于用餐比较容易产生期待与尝试，因此，越早扩大幼儿接触食物的范围，日后他接受各种新口味的弹性就越大。

准备多样化的食物并不难。例如，如果早餐经常是冰牛奶加全麦谷物，有时不妨也改搭配热牛奶；谷类的口味也有很多种类，例如葡萄口味、草莓口味、蓝莓口味、苹果口味等，交互替换比较有新鲜感；有时今天在谷类上面加切片的香蕉，隔一天则改成新鲜草莓；三明治夹培根和蛋，也可以改成全麦汉堡面包夹培根和蛋；芝士的形状有很多种，不一定每次都要用芝士片做三明治，也可以改搭配各种不同形状的芝士；或者改变吃法，让孩子一口芝士一口吐司咬着吃，以增加吃东西的趣味性。

又如，当孩子排斥某种新食物时，可以让他有多种选择。"你的优格想和香蕉配对呢？还是想和苹果配对呢？"就算你的提议都被拒绝了，你也毫无损失。但他若接受并且作了选择，那么他的饮食就又往前迈进一大步了。

依孩子的年纪供应脂肪

TIPS

除了食物种类与造型要多样化之外，脂肪来源也要尽可能多样化。2岁以前的幼儿，尤其是在第2年，特别需要动物性脂肪，这类脂肪的来源为全脂鲜乳、芝士、肉品；3岁以后则以植物性油脂为佳。

植物性油脂当中，以含有高量单元不饱和脂肪酸者为最佳选择，例如橄榄油；次佳选择为含有高量多元不饱和脂肪酸者，例如葵花油、大豆油、玉米油。另外有一些含有多元不饱和脂肪酸的人造奶油，质量也不错。

有碍健康而必须严格限制摄取量的油脂包括：猪油、牛油、其他动物的油、奶油、氢化脂、椰子油、棕榈油。

基本上，要算出供应幼儿的脂肪量并不难，在绝大多数的油品标签上都会注明营养成分，依照其标示计算即可。一个 2 岁以上的幼儿一天大约 7 克的脂肪便已足够，有时候甚至孩子一天所吃进肚子的低脂食物加起来，其脂肪量便足以供应一天的需求了。

液体的摄取量

孩子每天的饮食中其实含有极多的水分，例如他们吃的蔬菜水果当中，水分的含量就高达 80%~95%。不过，正常饮食中所摄取的水分对幼儿是不够的，他们仍需要额外补充 4~6 杯的液体，以维持身体的液态平衡。尤其到了炎热的夏季，或者孩子生病、感冒、呕吐、腹泻时，都需要补充更多的液体才能让身体不至于缺乏水分。补充液体时，可以有很多的选择，包括稀释过的果汁、蔬菜汁、汤、矿泉水、白开水或牛奶。

TIPS 榨汁水果的选择

水果富含各种维生素是众所皆知的。当你为幼儿准备果汁时，以下几种水果汁都是不错的选择。

富含维生素C的果汁：柳橙汁、木瓜汁、菠

萝汁、芒果汁、蔬菜汁。富含维生素A的果汁：杏汁、芒果汁、蔬菜汁。

为了让孩子能高效率地摄取果汁，你也可以在天然果汁中添加其他营养素，例如加了钙的柳橙汁会优于纯柳橙汁。苹果虽然也有不错的营养，但幼儿不适合喝新鲜的苹果汁，因为它有可能遭到细菌污染。而市售的天然苹果汁，其营养成分不如上述的水果，因此最好选购有添加维生素C的产品比较好。

果汁的营养价值虽高，但不宜过量，否则可能会适得其反。过量的果汁不但会妨碍孩子对卡路里的吸收，甚至会导致慢性腹泻，一天最好不要超过240毫升。此外，果汁并不能完全取代牛奶的营养，而且肚子里装了太多的果汁也会影响孩子的正常食欲。

盐：必要，但要限量

盐，更精确的说法应该是食盐中的钠，是每个人都需要的。有人以"生命中的盐"来形容盐对人体的重要性。在人体新陈代谢过程中若少了盐，将会引起许多疾病，例如肌肉痉挛、头痛、恶心、下痢等症状。但摄取了超出身体所需的盐分，也会导致各种慢性病的产生。

培养对"咸"的味觉必须从幼儿时期开始，适度限制他们对盐分的摄取，可以避免他们养成口味过重、无咸不吃的坏习惯。一般而言，孩子每日的食盐摄取量不应超过20克，每年至少7千克，过多或过少都会影响他们的发育与健康。

许多食物本身就含有钠的成分，例如蛋、牛奶、酸奶、胡萝卜、西芹等，有的则是在加工制造的过程中所添加进去的。因此这些食品在烹调时都可以不用再加盐。腌制食品的含盐量都非常高，烹调时最好将盐分清洗掉。

需要特别注意的是，会让孩童吃进过量盐巴的食物，通常并非家中准备的食物，而是市面上琳琅满目的零食，例如最受孩子欢迎的土豆片、玉米片、芝士片、咸苏打等，因此购买时必须要慎选或者不要购买。

额外补充营养剂

对于幼儿到底是否需要额外补充营养剂，医学界一直存在着争议。有些医生认为身体健康的孩子，只要饮食均衡，就可以获得所有成长发育需要的营养；但有些医生持有不同的看法，认为幼儿的饮食习惯不易掌握，因此有必要补充额外营养剂以确保其营养摄取完整。虽然双方都没有给予充分的研究报告与证明，但是有少数的研究结果显示，服用额外营养剂补充剂的孩子，在智商上有明显的增进。

看到孩子连续好几餐只吃几口饭，然后连续几餐狼吞虎咽；或者当你费尽心思为孩子准备了多样的食物后，他却坚持只吃他喜欢的那道食物。面对孩子难以预测和控制的进餐状况，很少有父母会不担心的。所以，如果你没有把握孩子是否每天都获得足够的养分，不妨帮孩子额外补充营养剂，但同时你必须牢记几个原则。

• 任何额外营养剂都不够取代正常良好的饮食。别以为每天给幼儿补充额外营养剂，他们就能够获得所有成长发育所需要的养分。目前科学家们还在努力研究天然食物中可能富含的数以百计的营养成分，这些还没有被发现的养分是营养剂所无法提供的。不论如何，来自食物本身的养分绝对更胜于营养补充剂。

• 给孩子吃营养剂时，必须详读使用说明，并依照孩子的年纪给予适量的剂量，不要超出建议的摄取量。任何食物过与不及都不好，维生素及矿物质亦然，因为摄取过量可能会产生毒性，反而伤害了身体。

- 补充剂必须保存在安全的地方，别让孩子可以轻易拿到，而且最好是安全锁盖包装。现今的儿童营养剂的形状、颜色与口味，都很容易让孩子以为那是糖果而大量误食。

最佳饮食组合范例

以 2~6 岁的幼儿为例，最佳的饮食组合范例如下：

- 卡路里：900~1700 卡。特别活泼好动、高大健壮且体重 20 千克以上的孩子，可以供给更多的卡路里。
- 蛋白质：4 个单位。每个单位相当于：3/4 杯牛奶；或半杯酸奶；或 3 茶匙芝士；或 1 颗全蛋；或两个蛋白；或 20~30 克的鸡肉、鸭肉、鱼肉、猪肉、牛肉；或 50 克的豆腐；或 60 克全麦通心粉。
- 钙质：4 个单位。每个单位相当于：2/3 杯牛奶；或半杯加钙牛奶；或半杯酸奶；或约 20~30 克硬芝士；或 40 克全脂芝士；或 120 毫升加钙柳橙汁。
- 维生素 C：2 个单位以上。每个单位相当于：1/4 杯新鲜柳橙汁；或半个柳橙；或 1/4 颗新鲜草莓；或 1/8 个哈密瓜；或 1/4 个大番石榴或木瓜；或半根香蕉；或 1/4 杯西兰花；或半杯甘蓝类蔬菜；或半杯蔬菜汁。
- 绿色或黄色蔬果：2 个单位以上。每个单位相当于：

一片甜瓜；或 1/8 个大芒果；或半根香蕉；或 1/2 茶匙的
南瓜泥。

- 全谷类及其他浓缩碳水化合物：6 个单位以上。详
  细阅读包装盒上的说明，上面都有每个单位的营养成分
  标示。

- 富含铁质食品：每天少量。

- 高脂肪食物：2 岁的幼儿需要每天 5~8 个以上单位；
  3 岁是 5 个半个单位，并随着年纪调整。

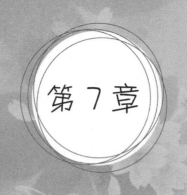

第 7 章

幼儿食物安全须知

宝宝代谢有害物质能力和免疫系统的发育都不像大人那么强大。妈妈们除了要关注宝宝日常摄取的营养以外，还要注意宝宝饮食的食品安全问题哦。

一、幼儿食物安全防护

别让食品被污染了

听到媒体报道"某男性吃未煮熟蜗牛肉，遭线虫侵脑""生蚝遭污染，引起食物中毒""学校营养午餐遭细菌感染，导致学生集体快速中毒"时，人们会立刻高度注意"食物是否遭污染，肉类是否有煮熟"的问题。忽然间，大家都不敢吃媒体报道的那些遭到污染的食物。不幸的是，人们似乎也很快就会淡忘这些报道，对于食物污染问题的关注态度也渐渐抛到脑后。但这是一件时刻不容忽视的事情，更是负责准备家中三餐的人要特别提高警觉的课题。

根据卫生单位的数据显示，冬春季节常见亚硝酸盐中毒，夏秋季节则比较多的是微生物污染中毒。另外，农药污染也是造成家庭食物中毒的原因之一。卫生单位同时也提出警告，夏秋季是食物中毒高发季节，对于一些易受微生物污染的食品原料及食品，要彻底加热后再食用。尤其是鱼、虾、贝等海产要特别小心处理，以防副溶血性弧菌食物中毒；罐头、腌渍、发酵类食品，要慎防肉毒杆菌的污染；蔬菜水果必须充分清洗；不采食野生植物。

食物或饮水的主要污染来源为：未经煮熟的蔬菜、肉类、海产，未经煮沸的水、冰块，未经消毒杀菌处理的牛奶及其制品，生食与热食交互污染，冷藏或保温的温度不足或储存时间过久，刀具、砧板及锅具不干净。因此，平时多一分警觉，就可以使你的家人免于食物污染的危险，尤其当家中有正在成长发育的年幼孩子时。但是，该怎么做呢？处理食物与食材时，要注意到下列这些要点：

- 处理食物之前，要将双手洗干净。

- 选购与食用时，都要注意包装上注明的有效日期，千万别把过期食品吃下肚。

- 靠嗅觉判断食品新鲜与否并不准确。我们所能嗅到的是细菌引起的腐坏臭味而非细菌，但其实在我们嗅到腐坏味道之前，食物可能早已存在大量足以致病的细菌了。

- 只要出现霉菌，食物就必须丢掉。当发现芝士上面出现霉菌时，整块芝士都要丢掉；烧烤或碳烤食物、软的水果及蔬菜也一样，只要发现有霉菌就全部丢掉；

若是长在硬芝士上面的霉菌，只要把其覆盖范围以及周遭 3 厘米左右挖掉，剩下部分倒是安全无虞。花生及花生酱若是变色、发霉或变味，就极可能已经产生毒素极强的黄曲霉毒素，千万别再食用。

- 蔬果要彻底清洗干净。如香瓜之类表皮粗糙的水果，用洗碗精和热水清洗，并用刷子洗净，以防坚硬的表皮藏有沙门氏菌。所有的瓜果类水果在剖开之前，务必先将瓜皮洗干净，切开后要尽快吃完或放置冰箱内保存。

- 还没有打开的罐头，如果出现外溢情况、罐头本身变形或膨胀，或是在第一次打开时没有膨胀的反应，千万别食用。

- 所有的肉类都必须彻底煮熟。烹煮牛肉、猪肉、羊肉时，中间温度至少要达到 80℃；鸡肉、鸭肉及其他家禽肉，中间温度至少要达到 90℃；鱼肉也必须达到 80℃。不管是哪一种肉类，都不应呈现半生不熟的状态；鸡肉、鸭肉及其他家禽肉的骨头边，不可以出现粉红色；汉堡肉的来源是绞肉，而绞肉在制作的过程中比较会遭到污染，因此务必彻底煮熟。

- 烹煮过的食物，不论是冷的或热的，都不要放在室温中超过 2 个小时；夏天或室温超过 29℃时，则不要放置超过 1 个小时，因为温暖的环境正是微生物与细菌繁殖的最佳场所。若要保温食物的话，温度务必要控制在 60℃以上。

- 冷冻食物及填充食物应使用烤箱加热，而且烤箱温度须保持在 160℃以上。记住，千万不要用炖锅慢煮。

- 生肉、生海鲜（尤其是蛤蜊与生蚝）、未经低温杀菌的乳制品、全生或半熟的蛋等，都不可以让幼儿食用。

- 处理完新鲜肉类之后，要立刻用肥皂或洗碗精洗净双手；处理新鲜肉类的砧板、台面、刀具、厨具，也要用洗碗精彻底洗干净，并用纸巾把水滴擦干，以防污染到其他食物。

- 吃不完的剩菜要妥善保存，食用时要以 100℃以上的温度重新加热，才能确保其安全无虞。但即便如此，还是不适合给幼儿食用，因为当中也许还有某些微生物还没有被彻底消灭。

- 新鲜汉堡、鸡肉、火鸡肉及其他家禽肉，冷藏时间以两天为限；新鲜牛排或烤肉则以 3 天为限。冰箱冷藏区的温度应定在 4℃以下。

- 冷冻的肉类不可以直接放在室温下解冻。最好的方式是放在冰箱冷藏室慢慢解冻，或者装入干净的塑料袋里并绑紧袋口，然后放到水龙头下冲冷水。

* 在外用餐时，要先仔细观察餐厅的卫生。窗户太脏，苍蝇成群，老鼠、蟑螂出没的餐厅都不必考虑；发现服务生或厨师的手碰到食物、手上有伤口，或制服脏肮等情况时，都要与这些餐厅保持距离；长时间把食物暴露在室温下的餐厅，一样要拒绝踏入。

别把化学物质吃进肚子

生活中，化学物质几乎无所不在的躲藏在各种食物里，这也成了所有父母的一大隐忧。父母们生怕无法将这些化学物质彻底地过滤，让孩子吃到肚子里。

然而，一般的父母并非化学专家，对于化学物质会对人体产生什么影响所知有限，因此即使想要采取预先的防范措施，往往心有余力不足。更令人害怕的是，化学物质可能会在人体内潜伏几年甚至几十年之久才会起作用，不似一般的微生物，也许只消一顿饭的时间，便可以看到某种细菌的作用。

幼儿为什么特别容易成为化学物质的受害者，原因有许多。首先，就以身体比例而言，幼儿每 1 千克体重所摄取的食物远胜于大人，但他们的消化与代谢有害物质的速度却比大人慢，免疫系统发育也不如大人般成熟，抵抗力不足。这都足以让吃到他们肚子里的化学物质有机会发作。

虽然我们无法知道这些化学物质会在何种情况下危害孩子的身体，但也不能因此而因噎废食，不让孩子吃东西，而是应该更加谨慎选择、过滤与处理孩子的饮食，以期把伤害降到最低。

农产品的化学残留。

残留在农产品上的农药是健康的隐形杀手，无色也无味，眼睛无法辨识，也无法靠嗅觉闻出来，时时刻刻都在威胁着人类的身体。想要完全避免农药的残害似乎是不太可能的事，不过我们可以借由下面的步骤，把风险降到最低。

- "有机"农产品。在经济条件允许的前提下，选购"有机"农产品。因为有机农产品都必须先得到特定机构的认证，而且有机成分必须在 95% 以上者，才能在农产品上贴上"有机"标签。

TIPS

有机耕种与天然种植

有机耕种采用轮作法，是一个以注重生态循环、减少污染、提高能源效益，有助于环境生态系统的持续发展的耕种模式。有机耕种的种子、水源、土壤乃至肥料，都必须先经过污染测试，也不可以使用基因改造的种子、基因改造的材料。

在有机耕种的过程中，不会使用任何人造杀虫剂、除草剂与肥料，而是以人工除草及生物方法治理害虫。因此，它既不会释放出危害人体、污染环境的化学物质，也不会有农药残留物在植物当中的情形，安全性高。

天然种植指的是，其原材料来自于大自然，并非人工生产。由于没有经过轮作或休耕过程，土壤里可能残留农药或人工肥料。再者，虽然它未经人工喷洒农药和施用化学肥料，但却无法避免受到邻近人工耕种的化学物质的波及。某种程度上，天然种植的作物还是会受到污染，产品可能残留有害物质。

> "天然"不等同于"有机"。市面上许多标榜百分之百"天然"的农产品，并不一定是"有机栽种"，所以也不完全能与"健康"画上等号。

- "天然"农产品。"天然"农产品虽然比不上"有机"农产品来得安全，却比人工种植的健康。但在选购天然农产品时，要特别注意根茎类蔬菜，例如胡萝卜、马铃薯等，因为这类蔬菜很容易贮藏较多的农药。如果选购的是厚皮类的农产品，例如西瓜、柑橘、香蕉等，就不一定要选择"有机"或"天然"的，因为它那厚或硬的外表，多少能够抵御化学物质的入侵。

- 自给自足。如果可能的话，自己种植有机蔬果当然是最令人放心的。家里的庭院、顶楼阳台，或租一小块土地来种植蔬果，不仅能够掌控污染的问题，也可以让孩子学习到宝贵的经验。再者，由于自己的参与和付出，孩子会比较乐于食用这些作物。

- 选购季节性产品。季节性产品不但新鲜价廉，也可以避免为了长期保存蔬果而上蜡的问题，或喷洒"收成后杀虫剂"的隐忧。

- 产地的考虑。一般而论，原产地的作物所残留的农药会比进口产品少，因为越是需要长途运输的农作物，越可能喷洒"收成后杀虫剂"，以防蔬果在运送途中受到虫害。

- 上蜡的蔬果。有些蔬果会被上蜡，好让它们看起来光鲜可口，例如苹果。这类蔬果应尽量少买，并记得削皮食用。虽然蔬果上的蜡使用的是食用性的蜡，对人体并没有太大的危险性，但为了防腐、防虫，蜡里面可能增添了杀虫剂。

- 选购"不完美"的产品。表皮或叶子上留有虫咬痕迹的蔬果，意味着农药残留较少。虽然没有必要刻意寻找被虫咬过的蔬果，但是那种看起来完美无暇的，最好还是避免。

- 接触空气。蔬果买回家后，要先打开所有的包装纸或包装袋，让它们接触空气2~3个小时，将可能残留的挥发性农药挥发掉之后，再收到冰箱中保存。

- 彻底清洗。彻底清洗是料理食材前非常重要的工作。用流动的水冲洗蔬果15~20分钟，可去除残留在上面的水溶性农药；然后再仔细清洗附着在上面的微生物或尘土。根茎类蔬菜最好削皮，例如马铃薯、胡萝卜、西葫芦、西芹等；菜花要切开分别洗净；叶菜类要将菜叶仔细分开清洗。

- 给孩子的食物要尽量多变化。由于每一种蔬菜水果所施用的农药各自不同，因此多样的蔬果，可避免孩子不断地吃进某种特定农药。

- 加工食品在制作过程中会添加许多有害健康的化学物质，例如人工色素、糖精、盐精、食品改良剂、乳化剂、精制油、香料、亚硝酸盐等，这些东西都应该能避则避；此外，食品中有会诱发过敏的添加物，最好也不要让孩子食用。

- 以代糖所制成的糖果，不要给幼儿食用，因为这个阶段的孩子需要大量的卡路里与营养，代糖不但不具营养价值，更没有人知道在长期食用后会产生何种效应。

- 咖啡因是种兴奋剂，幼儿不宜，因此任何含有咖啡因的饮料或食品，都不应该让孩子食用。含有酒精的食品同样也不能给幼儿吃，因为酒精是种毒品，会严重伤害发育尚未成熟的器官。

肉类及乳制品的化学残留

化学物质会污染农产品，同样的化学物质也会污染肉类。除此之外，有些人在豢养家禽、家畜的过程中，为预防它们生病或为了促进生长，而给它们施打抗生素或荷尔蒙，这些抗生素或荷尔蒙可能都还残留在体内。为了避免吃到这类的肉品，或为求将这种风险降至最低，你在购买及处理肉类时，应注意到以下的重点：

- 尽可能购买标示着"有机"或"不含化学物质"保证的肉品。

- 不要固定只吃某种肉类。有些肉类可能含有荷尔蒙，有些含有抗生素，有些则可能同时含有两种。如果能交替食用不同的肉类，就能避免过度吃进同一种化学物质。

- 料理鸡、鸭、鹅等家禽类肉品时，最好把皮去掉；至于牛、猪、羊等畜类，则尽可能除去脂肪，因为化学物质较容易积存在脂肪组织当中。另外，动物的内脏也不要食用，尤其是负责处理毒素的肝脏，最容易成为化学药物的储藏室。

- 鱼皮、鱼鳃、暗色的油脂区、内脏等部位，都是鱼类最容易囤积毒素的地方，料理时应该除去。

- 囤积在牛体内的任何化学药物，也很可能会囤积在牛奶的脂肪里面。因此，在孩子满两岁以后，为了安全着想，最好为他们选择脱脂牛奶或低脂乳品。如果可能的话，最好购买未曾注射荷尔蒙的乳牛所产的牛乳。

- 对水源的安全有疑虑时，最好减少鱼类与海鲜的摄取次数，并且交替食用不同种类的鱼肉。一般而言，远洋鱼类及鱼池饲养的鱼类最为安全；河水及湖水较易遭到污染，在这些地方的鱼类不宜食用。概括而论，小鱼比大鱼安全，瘦的又比肥的要好。

二、饮用水与厨具安全

防护饮用水的化学污染

水是生命所赖以维持的重要资源，水质安全一直是所有人所关心的问题。但是受到家庭污水、工业废水、垃圾渗漏水、农业区径流水等污染源的影响，使得我们饮水中的化学物质及微生物含量，高出可容许范围甚多。此外，有些饮用水中的有机污染物已被证实为致突变物质，对人体健康具有潜在的危险性。

想要喝到百分之百干净的水，概率微乎其微。不过，下列的建议将可减轻你对饮水的担心，也可以让你的家人及幼儿避免喝下污染过多的水。

水质污染测试

水中大部分具有危险性的污染物质，既不会改变水的颜色，也不影响其味道，可以说是无色、无臭、又无味，因此，我们无法从外观及气味上去辨识它是否受到污染。唯一可以知道家中自来水是否受到污染的方法，就是进行

"水质污染测试"。

虽然进行水质测试是件很简单的工作，但是负责测试的单位却会影响其结果。因此，你请来为家里水质进行测试的人员或单位，必须立场中立，纯以测试为主，并且排除与饮水相关的行业，例如贩卖净水器、过滤器、纯水等单位。

建议：最好收集早上第一次由水龙头流出的水做测试。

氯

为了维持水质的安全，绝大多数的自来水厂都会在水中添加氯来消除细菌与微生物。然而，长期饮用含氯的水，却极可能导致某些健康上的问题。

减少饮食中吃下过量氯的方法包括：

- 冲洗浸泡蔬果的时间不宜过长，不要超过 15~20 分钟，以免把附着在蔬果上的氯吃进肚子。
- 先将水煮沸，再用果汁机搅拌，促进氯自己氧化。
- 水煮沸后，把锅盖打开置于室内一夜，让氯消散于空气中。
- 安装活性炭滤水器。

铅

水中含铅，对孕妇与幼儿无疑是一巨大的威胁。为人父母者，必须要确保饮用水没受到铅的污染。铅的来源除了供水系统本身有问题之外，老旧的水管也极容易释放出铅而污染水质。尤其是清晨或假日后，第一次打开水龙头的自来水，含铅量最高。因此，最好定期把家中的饮水送去专业单位检验。送验时，要趁一早打开水龙头时把水接下，因为经过一夜，铅沉淀的机会很大，较易被测出。

若家中的饮用水真的含铅，也不需要过度反应。你只要做到下列几点，就可以降低铅的危害：

- 煮沸的水要等到温度完全冷下来后再饮用。

- 水龙头里出来的热水，不要直接拿来喝或煮食物，因为其中溶入的铅会相对比较多。

- 多喝牛奶多吃蛋类，因为牛奶与蛋中所含的钙质可阻碍铅的吸收，降低血液中的铅浓度。

- 多食用富含维生素 C 的蔬果，促进铁质吸收，有助抵抗铅害。

- 茶及咖啡会阻碍铁质吸收，尽量少喝。

- 脂肪会增加铅的吸收，因此减少脂肪的摄取可以避免铅中毒。

- 拒吃用铅焊料密封的罐装食物。

- 罐头食物或饮料尽量少碰，少吃含铅皮蛋。

- 许多中药都含有大量的铅，千万别吃！

- 含铅釉药过高的餐具、器皿，少用！

瓶装水

越来越多的家庭因为担心水质恶化，购买市售的瓶装水作为饮用水。问题是，瓶装水就真的安全了吗？

其实，很多瓶装水并不见得比一般自来水纯净、安全。有些瓶装水只不过是从别的自来水管中流出的水罢了，唯一的差别也许在于其含氟量的多寡。这类的瓶装水对幼儿的牙齿会产生不利的影响。因此，如果你要拿瓶装水来取代煮沸的自来水，最好先向厂商查询其含氟量，然后再请教儿科医生是否该选择瓶装水。

当然，如果你对家中的自来水水质的确有安全上的疑虑，那么给幼儿喝瓶装水并没什么不妥，但还是建议你先送一瓶去检验。

净水器

既然家中的水质令人不放心，瓶装水又不见得就是比较好的选择，那么装一台净水器应该就可以安心的吧！

事实上，安装净水器很少是绝对必要的。因此，在你花这笔金钱之前，最好先把你家的自来水送去检验，或者请专门检测单位来测试家中的水质是否受到污染。如果家中的水真的有问题，也要根据水中的污染成分安装适当的净水器，才能达到饮水安全的目的。

例如，碳芯滤水器可以过滤包括农药在内的多种有机化学物质，甚至连水中的臭味都可一并消除；而逆渗透式滤水器则可以排除自来水中过多的盐、硝酸盐、铅、铁及其他重金属。不过，使用逆渗透式滤水器会浪费大量的水资源，如果不是真正需要，最好还是不要盲目安装。

你所使用的锅具安全吗

近年来，厨房锅具的安全性开始受到重视，而这令原本为了孩子饮食与饮水安全忧心不已的父母们，又多了一层压力。业者为利益而推出耸人听闻的广告，加上媒体捕风捉影的报道，令身为父母者重视与忧虑。

过去，为了要寻找最安全的食物给幼儿吃，你几乎翻遍了整个超市或卖场；现在，你意识到锅具也是影响幼儿安全的重要因素，只是该如何选择安全的锅具又成了你的一大困扰。正确选择锅具并了解其安全使用方法，可以让我们免于吃进过多的铅、铜、铝等重金属。

不粘锅

不粘锅具有省油、不易烧焦粘锅等优点，是许多妈妈煮菜时的好帮手。近年来，多数不粘锅品牌不断改进不粘涂料和金属炊具的黏合牢度，使得锅的涂层可以维持多年不破裂或剥落。不过即使涂料剥落掉入食物中也无须担忧，因为这种材料是惰性无害的，并不为人体吸收，不会危害身体。

不粘锅的安全使用守则：

* 不宜高温煎炸。不粘涂层遇到 300℃ 左右高温时可能会受到破坏，并释放出一些对人体有害的重金属成分。

* 不粘涂层破损严重时不要使用。若只有少许刮痕，仍可以继续使用，但若出现大碎裂时就须扔掉。

* 使用不粘锅炒菜时，不要用铁铲，以防刮损表面的不粘涂层。

铝锅

在一般人的认知中，铝会累积在脑中，并引起脑神经退化，即阿兹海默症（俗称老年痴呆症）。不过美国的专家研究发现，铝与阿兹海默症并无关联。他们认为，经由铝锅所释放到食物中的铝量，远比其他发酵类食品添加物中的铝含量低很多，所以安全上并无顾虑。

铝锅的安全使用守则：

* 不要用铝锅装腌渍食品。腌渍食品为强酸、强碱的

食品，容易与铝产生化学反应，释放出对身体有害的物质。

- 不宜高温、不宜使用金属锅铲炒菜，那可能会导致一定程度的铝质被释放出来。

铁锅

铁锅是最安全的锅具，不含其他化学物质，不会氧化。在烹调的过程中，铁质很少会被溶出来渗入食物中，即使被溶出，它不仅不会有害，反而是一种可食性铁质的良好来源。

营养学家认为，用铁锅烹调，对特别需要补充铁的孩子、少男、少女和经期中的女性是有益的；但是不适合用于不缺铁质的老年人、血色素沉着症患者。

铁锅唯一的缺点是容易生锈，不易保养维护。

铁锅的安全使用守则：

- 每次完成食物烹调后，必须洗净锅内壁并擦干，以防生锈。

- 尽量不要用铁锅煮汤。

- 不可以用铁锅盛装剩菜过夜，因为剩菜的酸性物质会渗入铁质中，破坏食物中的维生素 C。

- 尽量少用清洁剂刷洗铁锅，若有轻微生锈时，可用醋来清洗。

- 严重生锈、掉黑渣的铁锅，不可再使用。
- 不要用铁锅熬药或煮绿豆。

不锈钢锅

在烹调的过程中，不锈钢锅有可能溶出铁、铬及镍到食物中，这 3 种物质都是人体中的重要养分。再者，使用越久，会渗出的矿物质越少，因此不锈钢锅是极为安全的锅具。

不锈钢锅的安全使用守则：

- 不锈钢虽然安全性极佳，但长期接触酸性、碱性物质，则会起化学反应。因此，避免长时间用不锈钢锅盛装盐、酱油、菜汤等。
- 不能煎煮中药。
- 少用清洁剂洗涤，以防遭到腐蚀。

铜锅

无条纹的铜锅中的铜容易溶于食物中，食用的食物中含大量的铜，可能会导致人恶心、呕吐甚至中毒。因此，购买铜锅时要选择有加条纹的。另外，在铜制器皿当中打蛋则是相当安全的。

铜锅的安全使用守则：

- 生锈的铜锅必须丢掉。铜是人体必需的微量元素，但生锈之后，就会产生铜绿与蓝矾两种物质，都会危害人体，因此一旦生锈就不可再使用。

- 不要使用已破损或没有内层的铜锅烹调或盛装食物。
- 不要用来熬煮药。

非金属锅

耐热玻璃、康宁锅、珐琅搪瓷等，都属于安全性良好者。但请务必严格遵守制造商所标示的"安全使用注意事项"。过热或是直接瞬间加热，都可能导致裂痕的产生。

砧板

长期以来，木头砧板是全球厨房的必备品之一。但自从科学家们指出，砧板表面的刀痕中可能会滋生危险细菌之后，它的地位便一落千丈，人们纷纷改用塑料表面的砧板。塑料砧板的优点是易于清洗，不容易毁伤或留下刀痕。

现今，又有研究指出：木头中所存在的某种天然成分，使得微生物无法在上面生存；而看起来比较干净的塑料砧板反而更容易隐藏细菌。

砧板的安全使用守则：

- 生食、熟食的砧板必须分开。一个砧板专门用来处理生肉，另一个砧板处理面包、蔬果与熟食。

- 每使用一次，就要要用热的肥皂水来清洗。塑料砧板可放入洗碗机内清洗；木头砧板则必须定期消毒，然后再用干净的热水充分冲洗。